# ✓糖尿病
# ✓高血圧
# ✓肥満はこれで撃退！

水溶性食物繊維とアガベの真価

鶴見隆史・小嶋良種　著

悠光堂

# はじめに

私は、大学（大阪市立大学）を辞めてから、大学時代の開発経験をもとに独自に研究・発明を続けている、いわば市井の化学者です。

主に扱ってきたのは食品の五大栄養素に含まれており、皆さんもよくご存じのたんぱく質や、その断片であるペプタイド（ペプチド）、アミノ酸およびカルシウムや亜鉛などの必須ミネラルです。

最近は医療分野でも、栄養素や機能性食品の働きがひときわ注目されるようになり、たんぱく質やペプチドおよび必須ミネラルにも、一般の方々も含めて多くの人々が関心を寄せられています。健康に及ぼす分子や食品の作用に着目し、世の中に役立つ研究を志してきた私にとって、それは非常に喜ばしい傾向です。

鶴見隆史先生は、日本における酵素栄養学の第一人者で、まさに分子レベルで食を重視した医療を実践しておられます。

その先生が全身の代謝に不可欠と言っておられる酵素。これも実はたんぱく質です。酵素だけでなく、体内でさまざまな働きをしているホルモンやサイトカインと呼ばれる物質も、たんぱく質の仲間です。

たんぱく質の世界は実に奥深くて、断片（ペプタイドやアミノ酸）になったり、ほかの分子やミネラルがくっついたりすると、また違う性質を示すようになります。

その専門家としての立場から、私が鶴見先生にぜひお伝えしたいと思っていたことがありました。

それは、次のようなことでした。

・酵素の２割ほどは、必須ミネラルのマグネシウム、鉄、亜鉛や銅などが入った金属酵素だということ

・鶴見先生が主張されている天然の酵素と同様、天然の水溶性食物繊維を摂取することが重要であること

・腸内フローラの中で最も多く育っている常在菌が、イヌリンを栄養素（エサ）とするビフィズス菌（善玉菌）であること。腸内フローラを育てる最もよい栄養素は、多くの野菜に含まれる、最も食経験豊かな水溶性食物繊維イヌリンであること
・だが、日本ではなぜか、一般には「イヌリンはキクイモに多い」程度にしか紹介されていないこと。そして、日本で最も多く販売されている人工の水溶性食物繊維である難消化性デキストリンは常在菌のエサにならないこと
・自分たちが研究した植物成分アガベイヌリンが、常在菌を育てる最もよいエサであり、そのうえカルシウムや亜鉛など必須ミネラルの吸収を高めてくれること

しかし、実際にお話ししてみると、鶴見先生はすでにそうしたことをよくご存じで、前からご自分の治療に取り入れていたのです。そして、「次の本では、アガベイヌリンなどの水溶性食物繊維のすごさを伝えましょう」と言ってください

ました。

その本が、これです。

私が伝えたかったことは、まさに本文に書かれています。

さらには、糖尿病や高血圧の予防・治療に、たんぱく質の「糖化」防止が大事なことや、アガベの成分が体内でどんな有用物質に変わるかなど、誰もが知っておきたい知恵と医療の本質が書かれています。

すでに何十冊もの著書がある鶴見先生ですが、この本も、今まさに世に求められている一冊になったのではないかと思います。

人は、老若男女にかかわらず栄養を必要十分に摂り、適度な運動をすることによって、最後まで元気（ＰＰＫ：ピンピンころり）に生きられます。鶴見先生のようなお医者さんを中心に、お互いに高齢者が主体となって協力し、生活習慣病を含めすべての慢性病の予防を心がけることで、医療費を削減し、世界に類のないスピードで高齢化社会に向かいつつある日本を元気にすることが可能になります。お互いが情報を交換し合い、そして少しでも多くの人が自由に楽しんで生きることで、ストレスの少ない人生を送ることが大切です。
鶴見先生との共著によって、私たち化学者の研究を世の中に伝え、皆さんの役に立てていただけることをうれしく思います。

二〇一六年七月

理学博士　小嶋良種

## 謝辞（Acknowledgement）

２０１５年8月はじめにアメリカで急逝された、メキシコ国グアダラハラ自治大学化学科教授・小倉哲也博士に、追悼の意を表するとともに、心よりお礼申し上げます。私にとって共同研究者でもあった小倉博士は、日本での講座制（大阪市立大学理学部化学科教員）から離れて自由に研究するために、メキシコに拠点を移しておられました。同国では天才として慕われ、メキシコ、アメリカ、カナダ、日本を股にかけて国際的に貢献した化学者でした。

そして、アリゾナ大学化学科・故フェルナンド教授との国際協力により、メキシコにて、ＩＭＡＧ（Inulina y Miel de Agave S.A. de C.V.）社の依頼を受け、株式会社アガベとの共同研究を通じて、世界で初めてアガベイヌリンを抽出し、粉末として製品化しました。そのアガベイヌリンを用い、本書でも紹介するビフィズス菌の培養で見事な結果を出されたのです。

小嶋良種

# 目　次

# 第3章　あらゆる病気の元凶――糖化と酸化

## 第４章　水溶性食物繊維《アガベイヌリン》

## 第5章　病気を根本的に防ぎ、治すには

※本文中、原則として主語の「私」は鶴見。小嶋が主語となる場合は特に「小嶋」とした。

## 第１章

# 糖尿病・高血圧は食源病である

## 現代人に多い慢性病の原因は間違った食事にある

### 昔はなかった病気が増え続けている

現在、わが国では生活習慣病が増え続けています。

具体的に統計を見ればわかるように、病気の激増は歴然としています。

たとえば、日本人の死亡原因で不動の1位を占めているがん。この病気による死亡者数は、1970年からどんどん増え始め、2001年に30万人を突破しました。そして、2015年の死亡者数予測は37万人とされています。

1971年にはがんによる総死亡者数が12万3000人弱でしたから、ここ40年余りで3倍に増加しています。

そのなかでも特に急増が目立つものに、大腸がんがあります。

大腸がんによる死亡者数は、1975年（1万1453人）から2015年（5万人以上の予測）までの40年間で、4倍以上になっています。

ちなみに女性では、現在、部位別がん死亡者数のワースト1が大腸がんですが、乳がんも非常に増えています。

また、大腸がんや乳がんに比べるとあまり注目されていないきらいがありますが、男性特有の前立腺がんでは、驚くべき現象が見られます。

１９５０年頃にはほとんどいなかった前立腺がんによる死亡者数が、２０１５年には1万２０００人以上と予測されるほど、爆発的に増加しているのです。ちなみに、１９５０年に前立腺がんで亡くなった人は18人だったそうです。

このように、昔はほとんどなかった病気の急増が見られるのは、がんだけに限ったことではありません。

統計で振り返ると、その他の病気にも、ものすごい勢いで増えているものがあります。

たとえば、難病に指定されているクローン病は、毎年１５００人前後、患者数の増加が続き、２０１４年度には4万人以上もの人が特定疾患医療受給者に登録されています。

また、２０１４年に17万人を超えた潰瘍性大腸炎の患者数は、１９７５年と比べて１００倍以上増加しています。残念ながらそういう統計を見たことはありませんが、もし１９５０年頃のデータがあったとしたら、潰瘍性大腸炎は、きっとその何百倍にも増えているのではないかと思われます。

このようなデータを見ていくと、皆さんも、病気全般の急増ぶりに驚かれるにちがいありません。

## 子供の糖尿病までが急増している

がんの増加を説明するとき、しばしば持ち出されるのが「高齢者人口の増加」です。

しかし、生活習慣病と呼ばれるものを含め慢性病全般を見渡せば、高齢者人口の増加だけでは説明のつかない病気の増加が目立っていることがわかると思います。

本書のひとつのテーマである、糖尿病の増え方にもすさまじいものがあります。

●糖尿病人口の激増

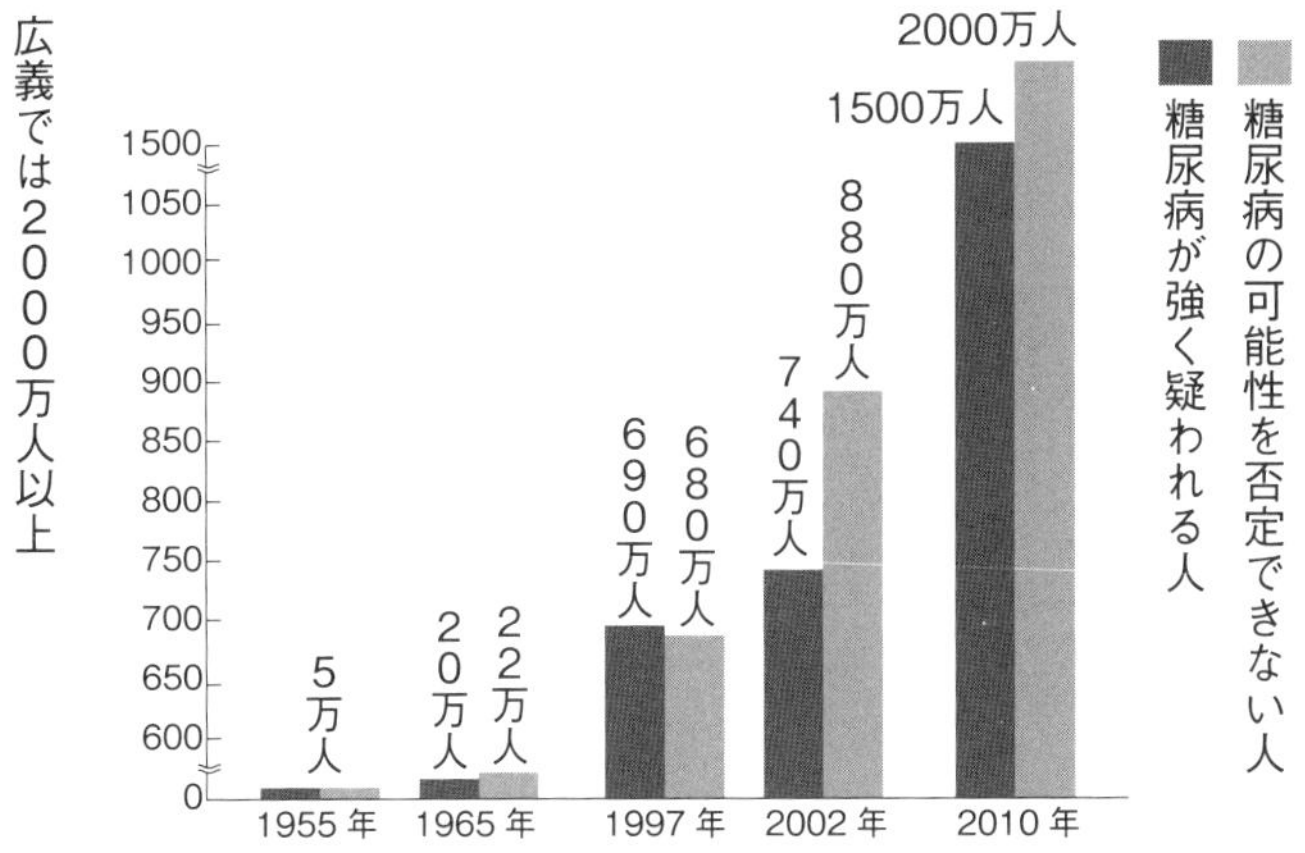


糖尿病人口は、１９５０年代には14万人ぐらいだったと推計されています。それが、最近の数字では推計９５０万人（厚生労働省２０１２年国民健康・栄養調査）と、ものすごい増え方です。わずか半世紀前と比べて、60～70倍にも増えているのです。

ただし、糖尿病人口はいろいろな基準で算出されています。９５０万人という罹患者数は「治療を受けていない人」も含めた数字で、２０１４年現在の「患者数」は３１６万６０００人と集計されています。

そして、いわゆる「糖尿病予備軍」

を含めた血糖コントロール不良の人となると、２０１2年現在２０００万人超。まさに〝異常〟もよいところです。

大人ばかりでなく、子供の糖尿病も急増しています。

１９８０年代、それまで「成人病」といわれていた病気が「生活習慣病」と呼ばれるようになりました。

その背景には、成人病の原因が食生活にあることを世に知らしめた、有名な米国議会報告書（後述する「マクガバン報告」）の影響もあります。しかし、より深刻で現実的な問題として、成人病になる子供の数が増えたということも挙げられます。

１９７4年から１９７８年までの期間、糖尿病になる子供は10万人あたり中学生で５・３人、小学生で０・４人でした。

ところが、２００4年から２００7年までの期間を見ると、中学生で22・５人、小学生で２・１人に発症数が増えています。

中学生で4倍、小学生で5倍。つまり子供の糖尿病も、30年間で4～5倍になっているということです。

## 成人病＝食源病と証明した40年前の米国議会報告

このように異常な慢性病・難病の増加は、なぜ生じたのでしょうか。

その主な原因を、大規模な疫学調査で明らかにしたのが、かつて〝成人病大国〟だったアメリカ政府です。

１９７７年に米国上院議会で提出された「マクガバン報告」と、その後の「チャイナ・スタディー」で、食事と生活習慣病の明らかな相関関係が証明されました。すなわち、現代人を悩ませている慢性病のほとんどは、食事が原因となった「食源病」であるということが判明したのです。

ここで、まず「マクガバン報告」について簡単に説明しておきましょう。

これは、人類の医療史を変える重要な報告であり、そこには何度振り返ってもよい貴重な警告が含まれています。

「マクガバン報告」の正式名は、「アメリカ合衆国上院栄養問題特別委員会報告」です。

この特別委員会の委員長を務めていたのが、次期大統領の有力候補と目されたこともある上院議員ジョージ・マクガバン。そのため、この報告書は彼の名で通称され、世界的に有名になったのです。

１９７０年代のアメリカは、死因の１位を心臓病、２位をがんが占める成人病大国でした。そのため、膨張する一方の医療費が国家財政を圧迫するという、悩ましい問題を抱えていました（現在のどこかの国に似ていませんか）。

同年の医療費は１８０億ドルにものぼり、心臓病の治療費だけでもアメリカ経済が破たんしかねないほど増大していました。

そのような社会背景のなか、１９７５年に設置されたマクガバン議員らの特別委員会は、３０００名を超える医学・栄養学の専門家を動員し、過去１５０年間の資料を徹底的に調べ上げました。

その結果としてまとめられたのが、５０００ページに及ぶ膨大なレポート「マクガバン報告」です。

その要旨を述べておきましょう。

・現代人の主な死因となっているがん、心臓病、脳卒中などの原因は食生活にある

・高たんぱく質、高脂肪に偏った肉食中心の食生活がとくに悪い

・アメリカ人は、野菜の摂取不足、加工食品の多食によって、ビタミン、ミネラル、食物繊維が不足している

・アメリカ人は、砂糖を摂り過ぎている

・薬や手術に頼り過ぎている医学を、栄養と健康の関係に着目した医学に改めていく必要がある

・薬で病気は治らない

「どれほど巨額の医療費をつぎ込もうとも、それが国民のためになればよいが、このままの状態で推移すると、アメリカ国家そのものが病気のために破産してしまうだろう」とマクガバン委員長はコメントしています。さらに、「がん、心臓病、

脳卒中は、肉食中心に偏った食生活が引き起こした〝食源病〟であり、薬では治らない。早急に食事の内容を改める必要がある」と述べ、改善に取り組むよう政府に強く勧告したのです。

## 現代栄養学の泰斗キャンベル教授による疫学研究

「マクガバン報告」ほど広く知られてきませんでしたが、もうひとつ、アメリカ発の重要な報告があります。

それが、T・コリン・キャンベル教授による「チャイナ・スタディー」です。米国コーネル大学のキャンベル教授は、中国での大規模調査をもとに、この大著をまとめました（邦訳『チャイナ・スタディー　葬られた「第二のマクガバン報告」』グスコー出版）。

もとになった調査は、教授らのコーネル大学と、英国オックスフォード大学、中国予防医学研究所の共同研究として、１９８０年代に7年がかりで行われました。そして、その結果、恐ろしい〝動物性たんぱく質の毒性〟が明らかになったのです。

当時、アメリカ人男性の心臓病による死亡率は、中国人男性の17倍。そして、アメリカ人女性の乳がん死亡率は中国人女性の５倍でした。

その原因が、まさに動物性たんぱく質の過剰摂取にあったことを、「チャイナ・スタディー」は明らかにしました。

当時のアメリカ人の平均的な食事には、16〜18％のたんぱく質が含まれ、その８割以上が牛肉などから摂取する動物性たんぱく質でした。

一方、同じ頃、中国農村部に住んでいた人々の食事では、食事に占めるたんぱく質は10％弱で、そのうち動物性たんぱく質（主に魚由来）は１割にすぎませんでした。

研究では、アメリカ人に生活習慣病が多い理由は肉食にあるとして、動物性たんぱく質の毒性を示唆するデータとともに、植物性食品を多く摂っている人たちには生活習慣病が非常に少ないということも、はっきり指摘しています。

しかし、この研究結果は、本の邦訳のタイトルにもあるとおり、当時ほとんど黙殺されてしまいました。その詳細な内容を広く世に知らしめたのが、2006年に刊行された単行本の『チャイナ・スタディー』なのです。

チャイナ・スタディーの研究結果が当初闇に葬られた理由は、特定の産業界からの要請ではなかったかと言われています。

キャンベル教授は、ある実験をもとに「動物性たんぱく質の摂取を2倍に増やすと、がんが11倍に増える」とも述べています。ネズミのエサに含まれるあるたんぱく質を10%から20%に増やすと、がんが11倍に増えたというのです。

そのたんぱく質とは、牛乳や乳製品に含まれる主要なたんぱく質カゼインです。多くの人がありがたがって食べているヨーグルトやチーズは、こういう危険なたんぱく質のかたまりだったのです。

こうした〝事実〟に国がお墨付きを与えたら、酪農大国のアメリカはどうなるか。そう考えれば、チャイナ・スタディーが示した結果が、いかに米国産業界にとって不都合なものかは想像がつきます。

しかし、現在では多くの人がチャイナ・スタディーの業績に注目するようになり、「乳製品のリスク」が指摘されるようになっています。

## ほとんどの病気は食事によってつくられている

私は、「マクガバン報告」や「チャイナ・スタディー」が指摘した食の乱れは、現在の日本の食卓にこそ、ぴたりと当てはまると考えています。

マクガバン報告以来、アメリカでは「デザイナーフーズ」や「禁煙運動」など、さまざまな国家的プロジェクトによって、ライフスタイルの改善が啓発されてきました。

その結果、よく知られている喫煙率の低下だけでなく、国民の野菜摂取量の増加などといった成果も現われ、意外なことに、１人あたりの野菜摂取量でもすでに日本を抜いているのです。心臓病やがんによる死亡率も、着実に減少に転じています。

現代医学（西洋医学）は、がんや慢性病を減らしたり治したりすることには決して成功していません。今以上に病気予防や治療の成果を上げるには、根本的な発想の転換が必要です。

そして、必要なのは、病気の根本的な原因を明らかにし、その原因を取り除くという発想です。

難病とされる腸疾患や、子供も含めた糖尿病の増加。これは、私たちの誤った食生活やライフスタイルが生んでいる現象です。この憂慮すべき事態を変えるには、医療に対する基本的な考え方を改めていく必要があります。

感染症や毒性物質への被曝を除けば、ほとんどの病気は誤った食事によってつくられると私は考えています。糖尿病や高血圧ももちろん例外ではありません。

## 人の体には生理学的な成り立ちがある

**人体の基本＝新陳代謝をしていること**

この本のテーマは、糖尿病と高血圧です。

しかし、これらも慢性病である以上、発症には食事やライフスタイルが深く関わっています。ほかの多くの病気と共通の成り立ちがあると考えるべきです。

そこで、私の基本的な健康観から話を始めたいと思います。

人間の体や病気には、そもそも生理学的な成り立ちがあります。それを考えずに、正しい予防や治療はありえません。

昨今は、何につけてもデジタル思考が幅を利かせ、医師も患者さんを見るより、パソコンの画面と首っ引きで診療に当たっている始末です。しかし、本来、人間の体はアナログ的なものです。したがって、病気もアナログ式に起こります。

検査機器でデジタル的に異常を見つけ、そこを機械的にいじったからといって、治るものではありません。表面的な症状は一時的に軽減するかもしれませんが、根本的な治癒にはならないのです。

そもそも人間の体というものは、毎日刻々と細胞や組織が入れ替わり、再生されていくものです。そのために酸素や栄養が全身の組織に送られ、老廃物や毒素は回収されて、尿や汗の中に排泄されます。この流れが新陳代謝です。

新陳代謝、すなわち全身の常なる営みは、食べ物に関していえば、次のような順番で進みます（呼吸については省略します）。

①食べ物を摂取する

②腸で食べ物を消化し、栄養素を吸収する（不要物は便の材料になる）

③栄養素が肝臓に行って、さまざまな成分につくり変えられる

④栄養成分が血液に乗って、全身に届けられる

⑤一部は細胞のエネルギーになり、一部は組織の成分や新たな細胞の材料になる

⑥老廃物や毒素が、血液やリンパ液に乗って回収される

⑦老廃物や毒素は肝臓、腎臓に送られて処理され、腸や膀胱などから排泄される

こういった有機的なつながりで、新陳代謝が休みなく行われ、その営みによって生きているのが人間なのです。

西洋医療の従事者も、この真理を本当はわかっているはずです。ところが、実際に行っているのは、不思議なことに、ロボットの部品を検査し、修理するかのような医療です。

現代医学には、基本が対症療法であるがゆえに、細々としたマニュアルが膨大にあり、それが日々増えていきます。現場の医師たちは、あまりにも膨大な情報が入ってくるために、体の成り立ちという根本を忘れてしまっているのかもしれません。

## 人体を樹木にたとえると——体の根っこは？

人の体は新陳代謝によって、日々更新されています。

新陳代謝がどのように進むのかを考えれば、おのずと体を成り立たせているものは何かがわかります。

人の体は、食べ物を材料として、細胞や組織を入れ替え、常に生まれ変わっているのです。したがって、悪いものを食べ続けていると、必ずそのツケが回ってきます。逆に、体によいものを食べるようにすると、病気の体も健康に生まれ変わっていきます。

それが、あらゆる病気治療の大原則であることは間違いありません。

さて、このような体の成り立ちは、樹木にたとえると、実によくわかります。樹木の根っこは地面に隠れています。何十メートルもあるような大樹には、細かい根っこがおそらく何千本、何万本もあるでしょう。その根っこの役割は何かと言えば、水分や栄養分の吸収です。

その根っこが、どこから水分や栄養分を吸収するのかといえば、当然、地面の下にある土壌です。樹木の栄養源は土壌にあるわけです。

では、栄養を吸収する樹木の根っこを、人体に当てはめると何になるでしょうか。

それは腸です。とくに小腸の、主に空腸と呼ばれる部位に多い「腸絨毛」という栄養吸収器官が、人体の根っこにほかなりません。

腸絨毛は、腸壁からびっしりと生えている突起のような器官です。主に空腸に3000万本前後も生えていて、1本の腸絨毛に5000個もの栄養吸収細胞が存在します。したがって、小腸全体で栄養吸収細胞の数は1500億個にもなります。

消化されて細かくなった栄養素は、ここから体内に吸収されていきます。うまくできたもので、大きな分子は吸収しないで便の材料にし、細かい分子だけを巧みに吸収します。

人体に栄養をもたらす土壌とは、小腸の中の、消化された食物以外にありません。

## あらゆる病気の成り立ちは共通

その観点から、病気の成り立ちを明らかにしていきましょう。

ご存じのように、私たちの腸の中には、膨大な腸内細菌がすんでいます。一般に、腸内細菌の数は６００兆から１０００兆個と考えられており、その重さは１〜１・５キロにもなるといわれています。

腸内細菌のうち「善玉菌」と呼ばれる細菌の多くは、糖類や食物繊維を分解して、有機酸（乳酸、酪酸、酢酸など）をつくっています。

それに対して悪玉菌は、たんぱく質などを分解して、独特の悪臭をともなうアンモニア、アミン類、インドール、スカトール、硫化水素といった腐敗成分をつくる特徴があります。

悪い食べ物をたくさん摂ると、腸の中で、その腐敗が進みます。腐敗を起こすのは、腸内の悪玉菌です。

腸内で腐敗しやすいのは、動物性たんぱく質、すなわち肉などです。そのため、肉類を多食すると、悪玉菌にエサを与えて増殖させることになり、結果として腐敗が起こりやすい腸内環境をつくってしまうのです。

現代人に慢性の消化器病が多いのは、肉の多食によって悪玉菌を育てているために、小腸や大腸に炎症が生じているからだと考えられます。

〝環境の悪い腸〟で多量につくられるアミン類は、腸の炎症だけでなく、すべての病気のベースとなっていきます。恐ろしいことに、こうした物質は腸の中にとどまらず、血液に乗って全身に回っていくからです。

腸内での腐敗は、あらゆる慢性病の原因になると言っても過言ではありません。図に表すと、次のようになります。

●病気の成り立ち

悪い食べ物・タバコ・ストレス過剰・ライフスタイルの乱れ
↓
胃での未消化 → 胃炎、逆流性食道炎（げっぷ、胃もたれの症状）、さらに胃がん、食道がん
↓
小腸での消化不良 → 小腸炎、胆管炎、膵炎、免疫力の低下、短鎖脂肪酸の減少
↓
腸内の腐敗菌の増加
↓
腐敗成分（アミン類）の急増 → 大腸炎、短鎖脂肪酸の減少、大腸がん

→ 吸収した肝臓の障害
↓
赤血球がルロー化し、微小循環が悪化
↓
活性酸素の増加
↓
あらゆる痛み、こり、めまい、頭痛、さまざまな病気

↓
腐敗便、下痢

●病気の成り立ち（要約）

悪い食べ物・タバコ・ストレス過剰・ライフスタイルの乱れ
↓
腸内の腐敗菌の増加
↓
腐敗成分（アミン類）の急増
↓
あらゆる症状とあらゆる病気

人の体の成り立ちから見て、病気の発端、大本は腸にあるのだとわかります。
そして、その原因は悪い食べ物であり、タバコであり、過剰なストレスであり、
乱れたライフスタイルだということです。

# 第２章

# 糖尿病・高血圧は医原病である

## 現代人に糖尿病が急増している理由

### Ⅱ型糖尿病を増やす食べ物とは？

糖尿病の急増は、現在、世界的に問題になっています。ＩＤＦ（国際糖尿病連合）は、２０１３年現在、全世界の１００人中８人強が糖尿病ではないかと推計しています。

すでに述べたように、わが国でも、糖尿病人口（糖尿病予備軍を含む血糖コントロール不良の人たち）は２０００万人を超えています。およそ５人に１人ということになりますから、もはや国民病とも言える様相を呈しています。

糖尿病は、慢性的に血糖値が高くなる病気ですが、その主な理由は、血糖値を下げる作用があるインスリンというホルモンがうまく働いていないことです。

ただし、糖尿病にはⅠ型糖尿病とⅡ型糖尿病があり、発症メカニズムが異なるので注意を要します。

Ⅰ型糖尿病には、自己免疫疾患の側面があります。

インスリンは、血液中のブドウ糖が増えたときに、膵臓にあるβ細胞から分泌されるホルモンです。しかし、Ⅰ型糖尿病の人は、そのβ細胞が、自分の免疫による〝誤爆〟で壊れてしまっています。

したがって、インスリンをつくれないため、日々インスリンの注射を打って、血糖値をコントロールすることが必要になります。

この本で主に取り上げるのは、生活習慣病であるⅡ型糖尿病のほうです。Ⅱ型になっている人の割合が95％と多いからです。

Ⅱ型糖尿病を発症する原因としては、一般にまず、食べすぎ（摂取カロリーの過多）や運動不足が挙げられます。そして、肥満、喫煙、ストレスなども要因とされます。

それらはもちろん間違っていないのですが、この本では、もっと掘り下げて、食事の内容にも踏み込んでいこうと思います。

Ⅱ型糖尿病が現代人に蔓延している理由は、主に次の四つです。

①高ＧＩ食ならびに糖化食の多食、過食
②食物繊維（とくに水溶性食物繊維）が不足した食事
③酵素の乏しい食事
④治療法の間違い

## 糖尿病急増の理由①　食後の血糖値を急激に上げる高ＧＩ食

いくつも聞き慣れない言葉があるので、説明が必要だろうと思います。

まず、①の「高ＧＩ食」。これは、食後の血糖値を急激に上昇させる食品のことで、糖尿病患者や予備軍にとって一番の大敵です。

ＧＩすなわちグリセミックインデックス（グリセミック指数）というのは、食後血糖値の上がり具合を示す指標です。食べてすぐ血糖値が上がるのは「ＧＩ値が高い食品」、血糖値の上がり具合がゆるやかなのは「ＧＩ値が低い食品」です。

血糖値を上げる栄養素といえば、すぐに思いつくのが炭水化物ですが、同じ炭水化物食でも、ＧＩ値（血糖値を急激に上げる度合い）は異なります。

たとえば、あんパンや白米などを食べると、さつまいもや玄米を食べたときよりも急激に血糖値が上がります。あんパンや白米は、より高ＧＩだということです。

一般に、高ＧＩ食とされるのは、食べたあと1時間以内に血糖値が１６０㎎／dl以上、１８０㎎／dl近くまでハネ上がる食品です。

血糖値を直接上昇させるのは、血糖そのものとなるブドウ糖（グルコース）です。そのブドウ糖を食べたときに血糖値が上がる勢いを１００として、70以上が高ＧＩ食とされます。精製された穀類などが、吸収の早い高ＧＩ食に該当します。

ちなみに、低ＧＩ食とされるのは、同じ指標で55以下の食品。五分づき米、全粒粉のパンなどは低ＧＩ食品、玄米も低ＧＩです。

そして、低ＧＩ食と高ＧＩ食の中間にあたる食品は中ＧＩ食というふうに分類されます（１２１ページ参照）。

高ＧＩ食を食べたあとは、血糖値が急激に上がり、それを処理するために、大量のインスリンがドッと分泌されます。この現象を「インスリンスパイク」といいます。

インスリンは、血糖値を下げるホルモンとしてよく知られていますが、どうやって血糖値を下げているかは、あまりご存じない人もいるかもしれません。

血液中にブドウ糖が増えたときに分泌されるインスリンは、だぶついたブドウ糖を、筋肉や肝臓の細胞に吸収させているのです。その結果、血中ブドウ糖が減少するので、血糖値は下がるわけです。

高GI食を食べて血糖値を急激に上げると、インスリンスパイクが起こります。これをくり返していると、どんどん糖尿病のリスクが迫ってきます。

インスリンスパイクで大量のインスリンが分泌されると、どんどん細胞にブドウ糖をしまい込むので、血糖値が急激に下がります。すると、飢餓感を覚えるので、また血糖値が上がりやすい高GI食を食べたくなります。

このくり返しで平均血糖値が上がっていくと、糖尿病予備軍、やがて本当の糖尿病にまっしぐらです。

もうひとつの要素「糖化食」については、次の章で重点的に説明します。

## 糖尿病急増の理由②　糖の吸収を抑える食物繊維の不足

Ⅱ型糖尿病を増やしている第二の原因は、食物繊維の不足です。これは、言い換えれば植物性食品の不足とも言えます。

これについては、「マクガバン報告」をめぐる有名なエピソードがあります。

１９４０年代からアフリカのウガンダなどで医療活動に従事していたトロウェル医師が、マクガバン議員らの栄養問題特別委員会で、次のような証言をしています。

「先進国では誰でもなると考えられている当たり前の病気が、１９６０年までのアフリカ諸国にはほとんど見られなかった」

先進国で当たり前の病気というのは、糖尿病、動脈硬化、心臓病などのような生活習慣病のことです。そしてトロウェル医師は、アフリカの人々にそうした病気が少なかったのは、食物繊維の摂取量が多かったからだと述べています。

ところが、１９６０年まで肥満と無縁で生活習慣病知らずだったアフリカの人々も、その後、動物性たんぱく質、乳製品、砂糖などの摂取が増えるにつれて、それまでほとんどなかった生活習慣病を発症するようになったというのです。

わが国でも、戦前は穀類、野菜などがたくさん食べられていましたが、戦後の食卓からは野菜、豆類、そしてキノコなどが減り、肉、卵、乳製品、魚をたくさん食べるようになりました。その結果、圧倒的に不足するようになったのが食物繊維です。

食物繊維が快便のもとであることは、今日よく知られています。健康的な便をつくり、しっかり出すということは、腸内環境をよくすることに通じ、全身の健康の大本です。

その意味だけでも、食物繊維の不足は大きな問題です。

また、食物繊維には、水に溶けない不溶性食物繊維と、水に溶ける水溶性食物繊維とがあります。そのうち不溶性食物繊維は、便そのものの量を増やすのにたいせつです。そして、水溶性食物繊維には、腸内の善玉菌のエサになって腸内細菌のバランスをよくするとともに、糖の吸収をゆるやかにする作用があります。

したがって、水溶性食物繊維の豊富な食品をしっかり摂ると、低ＧＩ食と同じように、食後血糖値の急激な上昇を防ぎ、インスリンスパイクを避けられることになります。

水溶性食物繊維というと、たとえば、アガベ（リュウゼツラン）、キクイモ、ニンニク、タマネギ、ゴボウなど野菜に多く含まれるイヌリン、ミカンやリンゴなど果物に多いペクチン、コンブやワカメのような海藻に多いアルギン酸が代表的なものです。

イヌリンの含有率が多い食品としてキクイモ（イヌリン含有率15～20％）がよく挙げられますが、メキシコで九千年前から食されてきたテキーラの原料食物アガベ（イヌリン含有率25～30％）は、イヌリンが最も豊富な植物です。

水溶性食物繊維やアガベイヌリンの特性は、あとでまた解説します。

## 糖尿病急増の理由③　代謝に不可欠な酵素の欠乏

糖尿病に限りませんが、現代の食事療法は「カロリー制限」だけでは不十分です。食べ物や栄養素の機能性（働き）を理解し、病気の原因になるものは遠ざけ、体によいものを取り入れるという発想がなければ時代遅れなのです。

その意味で、現代人には酵素不足も深刻です。

これは、私がいつも強調していることですが、生野菜と果物を中心とした食事には、極めて高い減量効果、体調改善効果があります。

この事実を発見したのは、アメリカのエドワード・ハウエル博士です。

ハウエル博士は、１９２０年代に勤めていた療養所で、生野菜とフルーツを中心にした栄養療法の目覚ましい効果に着目しました。そして、研究の結果、生の食べ物にしか存在しない「酵素」が、体調をよくするカギであることを明らかにしました。

酵素というと、一般に食べ物を消化する消化酵素がよく知られています。ご存じのアミラーゼ、ペプシン、リパーゼなどです。しかし酵素の役割はそれだけではありません。

酵素には、大きく分けて「消化酵素」と「代謝酵素」があります。

２万種類以上あると言われている酵素は、体内で生じるあらゆる化学反応に触媒としてかかわっています。組織や細胞の新陳代謝にも、酵素が不可欠なのです。

自動車は、ガソリンが満タンでも、バッテリーが切れると動きません。そのガソリンにあたるのが栄養素なら、バッテリーに相当するのが酵素です。

そして、酵素の約20％は、必須ミネラルを含む「金属酵素」です。天然の食品には金属酵素も含まれていますから、酵素も天然の食品から摂ることが大事です。

私たちの体内では、細胞内のＤＮＡの働きで、必要なときに必要な酵素がつくられます。ただし、問題なのは、ホルモンなどと同じように、酵素をつくる能力は年々低下していくことです。

毎日毎食、満腹するまで食べていると、それだけ大量の消化酵素が必要とされます。すると、そのぶん、代謝酵素の産生が不足しがちになるわけです。

体内の化学反応は目に見えませんが、どこかで代謝がうまく進んでいないと、そこになんらかの症状が現われることになります。ですから、酵素不足はあらゆる病気、症状を引き起こす可能性があるのです。

しかし、体内でつくられる酵素を、食物から摂る酵素で補うこともできます。そもそも酵素は、あらゆる生命体に含まれているので、野菜でも肉類でも、生のものなら酵素の摂取源になります。

したがって、火を通したものばかり多食していると、ビタミンが不足するだけでなく、酵素の欠乏によっても体調が万全でなくなるのです。太りぎみで血糖値の高い人などは、ほぼ間違いなく酵素欠乏症です。

酵素不足を解消する方法は、断食・半断食と、生のものを食べることです。野菜だけでなく、魚も刺身のほうが焼き魚より優れています。

## Ⅱ型糖尿病にインスリン注射はいらない

### あるⅡ型糖尿病患者の選んだ道

高ＧＩ食を避ける、食物繊維や酵素を摂るということは、自分で今からでもできる食生活の改善ポイントです。

ですが、糖尿病増加の四つ目の理由に挙げた「治療法の間違い」は、少し次元の異なる話になります。ここで、私がかつて診たことのある、一人の患者さんのことを紹介しましょう。

その65歳の男性は、Ⅱ型糖尿病でした。

彼は、「超」がつくほどの美食家で、私に言わせれば「病気になって当然」という生活をしていました。明らかに間違った食事の結果、糖尿病となって苦しんでいたのです。

数年前に、その男性は知人から私のことを聞いて来院しました。

私は、Cペプチドという、インスリンの分泌状態がわかる検査値を測りました。正常値だったので、インスリンは出ています。Ⅱ型糖尿病の多くは、インスリンが分泌されているのに、それがうまく働いていない「インスリン抵抗性」というタイプなのです。

はっきり言って、このタイプはきちんと断食さえすればよくなります。私は、ほかの患者さんと同じように、その男性にも半断食のメニューを指導しました。しかし、ちっともその効果は上がりませんでした。彼が断食できなかったからです。それでも、抗酸化力の高いサプリメントなどは飲み続け、けっこう元気はあるようでした。

そのまま1年半ほどが過ぎ、ふいと来院したこの男性は、とんでもないことを言い出しました。

「いやあ、すべてがよくなる方法を見つけましたわ」

私は驚いて聞き返しました。

「えっ、すべてがよくなる方法って何ですか?」

すると彼は、こう言ったのです。

「インスリン注射を打つんですよ」

私はあきれて忠告しました。

「そんなことをしたら、どんどん余病が出てきて大変なことになりますよ」

しかし男性は、「いや、大丈夫らしい。主治医に確かめましたから」と言います。

彼の頭の中では、すでに主治医は私ではなく、どこかの糖尿病専門医に変わっていたことがわかりました。

「では、インスリンを打ち始めたのですか？」と尋ねると、「そうなんです」。

そして、こう言いました。

「何を食べてもいいと主治医に言われたので、先生（私）に止められていた食べ物も、もう気にせず食べてられるのですわ。それでも血糖値は上がらないし、調子もいいんですよ」

もはや、この人には何を言ってもムダだと思い知らされました。そこで、私のこの男性に対する治療は終わりました。

それから6ヶ月ほどしたある日のこと。

もう二度と現われるまいと思っていたその男性が、奥さんに付き添われて来院しました。

私が「久しぶりですね。どうしたのですか?」と聞くと、

「いやあ、大変なことがどんどん起こってきたのですわ」と言います。

「何が起こったんです?」と尋ねると、

「先生のところをやめて4ヶ月したら、急に目が見えにくくなってね。1個のゴルフボールが4個にも見えるんですわ。ゴルフどころじゃなくて眼科に行ったら、網膜症と緑内障があるということで、レーザーで焼いてもよくならん。最近、外を歩けなくなって困っているんですわ」

私は、無性に腹立たしくなって、言いました。

「だから言ったでしょう、そうなりやすいからって。だから、断食をしてくださいって言ったんじゃないですか」

すると、男性は憔悴したように打ち明けました。

「目だけならまだいいんですが、急に腎機能が悪化してしまって。近々、透析を始めることになってしまったんですわ」

腎臓が正常に機能しているかどうかわかるクレアチニン値（男性の正常値は0・5～1・1㎎／dl）を聞くと、なんと7・5もあり、かなり腎臓の働きがそこなわれていることがわかりました。

人工透析を始める基準は10㎎／dlぐらいとされています。なんとか透析を免れるべく、その後いろいろとアドバイスし、対策を打ちましたが、やはり間に合いませんでした。

後日、その男性の知人（私のクリニックの患者さん）に、その男性の様子を聞きました。

透析開始からおよそ半年後、つまりインスリンを打ち始めて1年後に、彼はアルツハイマー病（認知症の主因）になってしまったということでした。

目が見えなくなり、透析頼みとなり、さらに認知症に追い打ちをかけられたのでは、目も当てられません。この急速な症状の進行は、食養生の大切さを軽くみて、安易にインスリンを打ったためではないかと私は考えています。

## インスリンの役割は細胞の「ドアボーイ」

インスリンというホルモンは、先ほども述べたように、ブドウ糖を細胞に取り込ませることで血糖値を下げる働きをします

これをたとえるなら、細胞の「ドアボーイ」のようなものでしょう。

血液中のブドウ糖は、自力で細胞の中に入っていくことはできません。その「お客様」が中に入りやすいように、インスリンがドアを開けてやるのです。

インスリンが、ブドウ糖を細胞の中に入れてやるのはなぜでしょうか？

ただ単に、血糖値を下げるためではありません。

第一に、ブドウ糖はすべての細胞のエネルギー源です。

目に見えないほど小さい細胞も、中は素晴らしく精緻なエネルギー工場になっ

ています。細胞内に入ったブドウ糖は、解糖系、ＴＣＡ回路（クエン酸回路）、電子伝達系というステップを経て姿を変えていき、そのプロセスで「ＡＴＰ（アデノシン三リン酸）」と呼ばれる活動エネルギーを生み出します。

生命活動の素となるエネルギーを生み出すために、全身の細胞にブドウ糖を入れてやるのが、インスリンの役割のひとつです。

そして第二に、肝臓や筋肉の細胞では、余分なブドウ糖が寄り集まり、必要なときに備えたエネルギー源として蓄積されます。これが「グリコーゲン」と呼ばれる体の蓄電池です。血液中のブドウ糖が足りなくなると、このグリコーゲンがまずブドウ糖に戻って消費されます。

ですから、ブドウ糖を細胞に備蓄させることも、インスリンのたいせつな役割だといえます。

## インスリン抵抗性とはどういう状態か

ところで、ブドウ糖は、グリコーゲン以外の形でも体内に蓄えられます。それが中性脂肪です。

ここで、「糖質であるブドウ糖と、脂質の一種である中性脂肪は違うものでは？」と疑問に思った人もいるかもしれません。

たしかに、栄養学の基礎知識では、炭水化物が消化されてブドウ糖になる、脂質が分解されて脂肪酸になるなどと習います。そこまで考えると、ブドウ糖と中性脂肪のつながりはイメージしにくいかもしれません。

しかし、ブドウ糖が体内で使われずに余ったときは、中性脂肪につくり変えられるのです。中性脂肪への変換は肝臓で行われ、それが血液に乗って運ばれます。そして、全身に分布している脂肪細胞に蓄積されるのです。

甘いものを食べると太りやすいのは、そういうわけです。中性脂肪を増やさないためには、脂質を控えるだけではじゅうぶんではないということです。

血糖値が高くなると、体は、使いきれないブドウ糖を中性脂肪に変えて、脂肪細胞に蓄えようとします。

●中性脂肪を詰め込んだ脂肪細胞

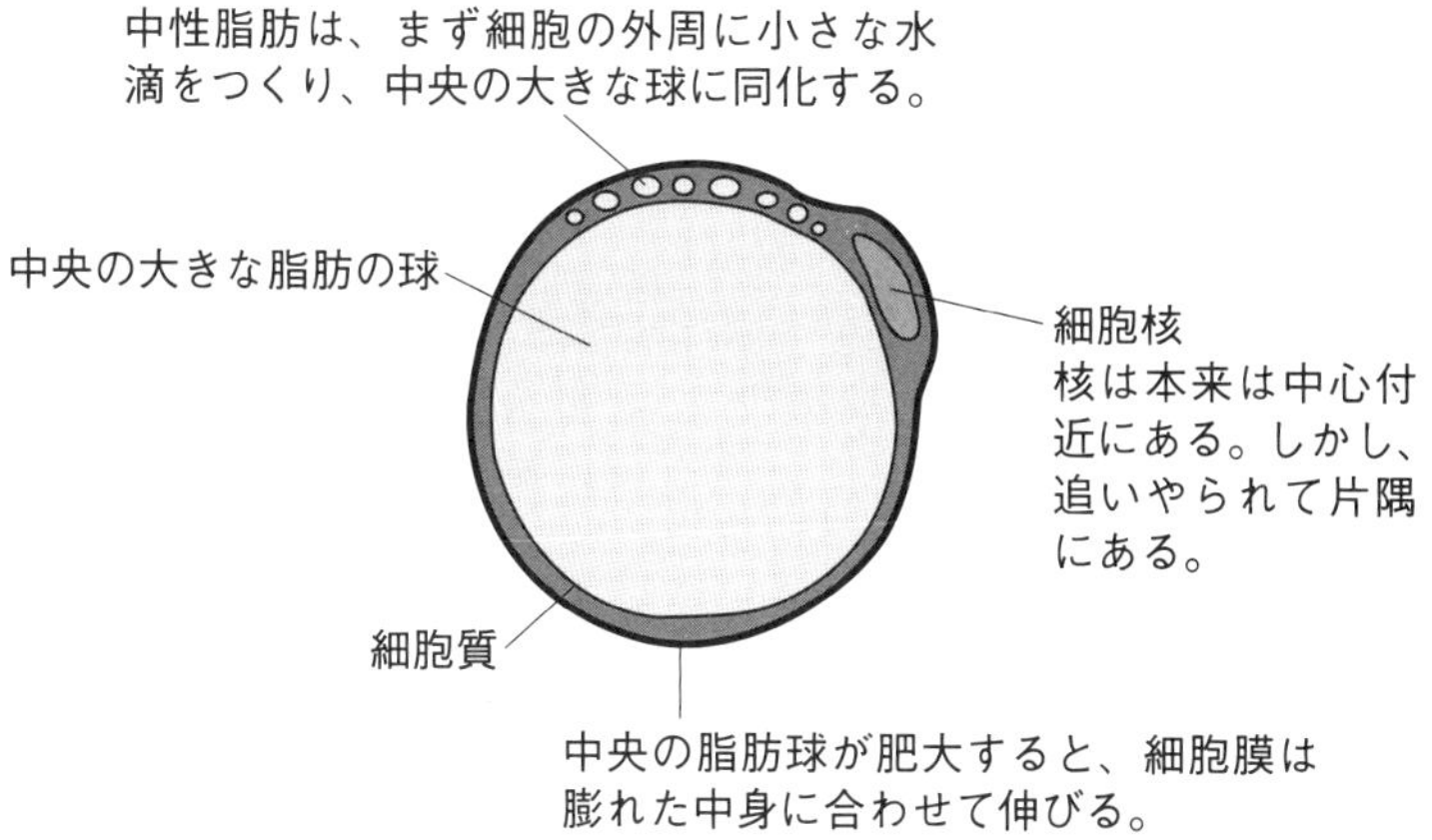
中性脂肪は、まず細胞の外周に小さな水滴をつくり、中央の大きな球に同化する。
中央の大きな脂肪の球
細胞核
核は本来は中心付近にある。しかし、追いやられて片隅にある。
細胞質
中央の脂肪球が肥大すると、細胞膜は膨れた中身に合わせて伸びる。

脂肪細胞は全身に数百億個ありますが、本来増殖する細胞ではなく、通常なら数が一定です。しかし、肥満体の人は中性脂肪でいっぱいになった脂肪細胞が、分裂して数を増やすこともわかっています。エネルギーの備蓄タンクを増設するようなものです。

そして、過度に肥満が進むと、脂肪細胞は異様な姿になります。どんどん中性脂肪を詰め込んで、パンパンに膨れ上がってしまうのです。

こういう病的な脂肪細胞が出現すると、さまざまな不都合が起こってきます。

そのひとつが、まさにインスリン抵抗性です。

インスリンが出ているのに血糖値が下がらないインスリン抵抗性は、たいてい肥満とともに起こります。これは、脂肪細胞の中が満杯になって、インスリンがドアを開けにくくなっている状態なのです。

この状態になると、インスリンの働きは、もはやドアボーイというよりも、満員電車に乗客を押し込む駅員のようなイメージになります。

都会で電車通勤している人はわかると思いますが、電車が超満員だと、中の乗客の圧力でドアが押され、スムーズには開きにくくなってしまいます。これが手動ドアなら、駅員ひとりではなかなか開けられません。

プラットホームで電車を待っていた乗客は、電車に乗りたくても、ドアが開かないことには中に入れません。たとえて言うなら、これがインスリン抵抗性です。

## インスリン抵抗性と肥満の深い関係

インスリン抵抗性が太った人に現われやすいのは、考えてみれば当たり前のことです。

肥満した人の体内では、今見てきた脂肪細胞への中性脂肪の蓄積が、確実に進んでいます。余分な糖がどんどん中性脂肪になっても、もう貯め込む場所がないので「これ以上は無理！」と体が悲鳴を上げているのです。

### 肥満の正体は、脂肪細胞の増殖

私たちの体内にある脂肪細胞の数は、乳児期にある程度決まり、体が大人として成熟していく思春期にほぼ確定します。そして、通常（つまり病的な肥満体にならなければ）、その数は生涯変わりません。

そして、健康な大人の脂肪細胞は直径が70～90ミクロンほど。太った人の脂肪細胞は、それよりも膨らんで直径が大きくなっています。

ところが、肥満細胞の膨張には限界があり、どうやら直径130ミクロン以上には肥大しないようです。

そこで、体に過度な脂肪が蓄積し、貯蔵庫である脂肪細胞のキャパシティーの限界が来ると、その数が増えるのです。つまり、脂肪細胞が分裂・増殖して数を増やし、新たな脂肪貯蔵庫を増設するわけです。

ところが、重度の肥満になると、中性脂肪の入れ物である脂肪細胞は過度の負担に耐えられなくなってしまいます。

私たちは、太ると抵抗力が落ちて病気しやすくなります。

それは、病的に太った脂肪細胞が、多くの病気を招く「悪玉ホルモン」をまき散らすようになるからです。

インスリン抵抗性を引き起こすような肥満は、Ⅱ型糖尿病のほかにも、さまざまな病気を招きます。というより、複数の病気を同時に招くと言ったほうがよいでしょう。

それが、動脈硬化の元凶であるメタボリックシンドロームです。

メタボは、肥満（内臓脂肪型）に加えて、糖尿病、高血圧、脂質異常症のうち二つを同時に発症している症候群を指します。

ただし、それぞれの病気は、決してバラバラに起こるわけではありません。「たまたま高血圧にもなった」「偶然、二つの病気に該当した」というものではなく、お互いに強いつながりがあるのです。

肥満になり、インスリン抵抗性が生じると、糖尿病だけでなく、高血圧や脂質異常症も同時に発症しやすくなります。そして、その先にあるのが、脳卒中や心臓病のリスクを高める血管の劣化、すなわち動脈硬化です。

脳卒中などを非常に起こりやすくする悪玉ホルモンについては、後で説明します（76ページ参照）。ここでは、膨張し、増殖した脂肪細胞こそが、肥満の正体であるとともに、生活習慣病と呼ばれるあらゆる病気の元凶だということを理解してください。

したがって、生活習慣病の根本治療は〝脂肪細胞治し〟であり、肥満の解消とほぼイコールであるということになるのです。

## インスリン抵抗性の糖尿病には断食が抜群に効く

糖尿病は、Ⅱ型でインスリン抵抗性なら、断食や半断食をしっかりやれば治ります。逆に言えば、インスリン抵抗性の糖尿病を完治させる道は、それ以外ありません。

なぜなら、インスリン抵抗性の糖尿病は、脂肪細胞のキャパシティーが限界に至り、もはや中性脂肪を詰め込みきれないということを示しているからです。

細胞自体の肥満を解消する唯一の方法は、断食なのです。

断食や半断食をコンスタントに続けていくと、脂肪細胞の中にギュー詰めだった中性脂肪が抜けていき、いずれ細胞が正常な状態に戻ります。

そうなれば、インスリンという駅員（ドアボーイ）はいるのですから、細胞のドアもスムーズに開くようになります。

このような細胞内の掃除、つまり断食をせずに、相変わらずの美食を続けていると、糖尿病はいっこうに治らないばかりか、かえって悪化します。

たとえインスリン注射で血糖値を下げたとしても、それは無理やり脂肪細胞を太らせることにほかなりません。

トラブルなどによる異常な混雑時には、電車の駅でも入場制限が敷かれます。駅員を増やして、超満員の車両に無理やり乗客を押し込んだところで、かえって混乱を招くばかりとなるからです。

それと同じことで、インスリン抵抗性のⅡ型糖尿病なのに、注射で無理やり血糖値を下げていると、細胞の質をどんどん劣化させることになります。その行く末が、糖尿病の合併症、すなわち失明や腎不全なのです。

なお、この細胞のドアというのは、厳密にいうと、細胞の表面にある「インスリンレセプター（インスリン受容体）」と呼ばれる物質です。

インスリンが、筋肉細胞や脂肪細胞の表面にあるこのレセプターに結合すると、細胞の中からＧＬＵＴ（グルット／グルコース輸送体）という〝運び屋〟が出てきて、細胞内にブドウ糖を運び入れるのです。

## インスリンの要不要はCペプチド（CPR）という指標でわかる

Ⅱ型糖尿病の多くは、インスリン抵抗性のタイプだと考えられます。

インスリンはじゅうぶん出ているのに、働けないだけだったとしたら、インスリン注射は必要ないどころか、むしろ毒となります。しかし、血液中のインスリンの量を直接測っても、インスリンの分泌量は正確に測れないことが少なくありません。

膵臓のβ細胞が分泌しているインスリンを「内因性インスリン」と呼び、注射で補充する「外因性インスリン」と区別しています。

インスリン抵抗性かどうかを知るには、内因性インスリンのほうを測りたいのですが、すでにインスリン治療を受けている人の血中インスリン値には、内因性インスリンも外因性インスリンも反映してしまいます。

そういうときに内因性インスリンを測る指標として、「Cペプチド（CPR）」があります。

Cペプチドは、プロインスリン（インスリン前駆体）という物質からインスリンができる際に、同時に産生されます。

１分子のプロインスリンからは、１分子のインスリンと、１分子のＣペプチドが産生されるので、β細胞から分泌されるインスリンとＣペプチドの量は同じになります。

そこで、Ｃペプチドを測定すればインスリン分泌量がわかり、インスリンがきちんと出ているかどうかも知ることができるわけです。

このＣＰＲの基準値は、血中で１・２〜２・０ng／ml、尿中で24〜97μg／日。ＣＰＲがこの範囲なら、間違いなくインスリンが出ていて、注射などまったく必要ないことがはっきりします。

なお、似た名前の指標に「ＣＲＰ」というものがありますが、アルファベットの並びが違うので注意してください。ＣＲＰは炎症の有無を知るための目安で、ＣＰＲとはまったくの別モノです。

今の世の中、医者は簡単にインスリンを打たせたがります。

その結果が、断食で完治するはずの糖尿病が治らない、患者がいっこうに減らない、結果として増えていく現象の大きな理由なのではないでしょうか。

医者がインスリンを打たせる理由として、ＣＰＲ、Ｃペプチドというものの存在を知らないか、軽視しているという傾向があるかもしれません。

しかし、それはあまりに不勉強というものでしょう。私は昔から、もっとうがった見方をしています。

西洋医療には「根本的な原因を治す」という発想がありません。だからほとんどの医者は、「糖尿病は血糖値が上がる病気なのだから、血糖値さえ下げればいい」と単純に割り切っているのです。

それに加えて、医療の世界で「目先の利益」を優先する考え方がまかり通っていることも、インスリンが湯水のように使われる理由ではないかと思います。

なんといっても、患者さんにインスリン注射を始めてもらえば、それからは一生のおつきあい、つまり「打ち出の小槌」になるのです。

患者さんの側から見れば、私のように原因治療でつらい断食を強いるのは〝鬼医者〟で、後の余病もなんのその、「インスリンを打って食べたいものを食べなさい」という糖尿病専門医が〝神様〟に見えてしまうのかもしれません。

## 糖尿病はこうすれば完治するという見本のようなケース

インスリンは、一生打ち続けるものだと思われています。しかし、Ⅱ型糖尿病で、ＣＰＲが正常なら、今打っているインスリンを即やめても、なんら問題はありません。むしろ、それが完治への第一歩となります。

次に、そういった正しい治療の奏功したケースを紹介しておきましょう。

昭和28年生まれのこの男性は、５年前に糖尿病になり、３年前からインスリン注射を始めていました。

しかし、インスリンを打っても血糖値は２００㎎／dlぐらいあり、しかも体調もあまりよくありませんでした。いつもだるくて、かぜもひきやすいし、腰痛や肩こり続き。そして、目もかすむようになっていました。

それで友人に相談したところ、その人が私のクリニックを紹介してくれたそうです。

初診時の彼は、身長170センチに対して体重76キロで、やや肥満体。血糖値は265㎎／dl、日頃の血糖コントロール状態が出るHbA1cは8・6％もありました（正常値は6・2％未満）。

しかし、CPRは2・0と正常でした（正常値は1・2〜2・0ng／ml）。Cペプチドがこのぐらい存在するなら、インスリンは膵臓のβ細胞からじゅうぶん出ています。

そこで私は、インスリン注射を中止してもらい、同時に（糖尿病食ではなく）断食のメニューを指導しました。

糖尿病の場合は、梅干し以外ほぼ水分のみの断食を、ほかの病気よりやや長く実行し、さらに半断食のメニューを継続してもらいます。

その際、食物繊維のサプリメントも併用します。このサプリメントなしだと、便が出にくくなって、善玉菌優位の腸内環境になりにくいからです。また、抗酸化力の高い水素や、細胞膜の材料として良質なオメガ3系油脂のサプリメントなども、しばしば併用をお勧めします。

この男性にも、そのような指導を行いました。彼はしっかり断食に取り組んでくれたので、みるみるスリムになり、同時に血糖値も下がっていきました。

インスリンを打っていないのに、早くも14日目に80㎎／dlと、すっかり正常な血糖値になったのです。その後3ヶ月たっても、血糖値は80㎎／dl前後で、HbA1cは5・6まで下がりました。その頃には、体重も58キロまで減って、すっかり肥満は解消していました。

腰痛、肩こり、目のかすみなど、いろいろあった不定愁訴もすっかり消え、だるさも取れて、体調が非常によくなりました。現在、初診から約10ヶ月ですが、相変わらず絶好調です。

強調しておきたいのは、これが例外的なケースではないということです。このようにインスリン注射をやめて完治するケースのほうが、私のクリニックではむしろ多いのです。

インスリン抵抗性のⅡ型糖尿病には、断食がそれほど威力を発揮します。

もちろん、インスリンを打っているままでは、食事（糖質の摂取）をやめることはできません。低血糖の発作を起こしてしまうからです。

しかし、CPRの検査値が正常なら、インスリンを中止して、断食するのがベストな治療法です。そうすれば、体はよみがえります。それが真実であり、インスリンなど打たなくても、血糖値は正常に戻るのです。

## キャンベル教授らの糖尿病食事制限

「チャイナ・スタディー」のT・コリン・キャンベル教授らが行った糖尿病食の実験も、大変興味深いものです。

この実験は、インスリンを打っている糖尿病の人16人（I型・II型各8名）に協力を得て、食事内容を変えることで、いかにインスリン投与量を減らせるか調べたものです。

まず、食事内容を変えたあとと比較するために、控えめな米国風の食事（米国糖尿病協会が推奨する食事）を6日間摂ってもらいます。そのあとで、キャンベ

●キャンベル教授の実験（食事とインスリン投与量の関係）

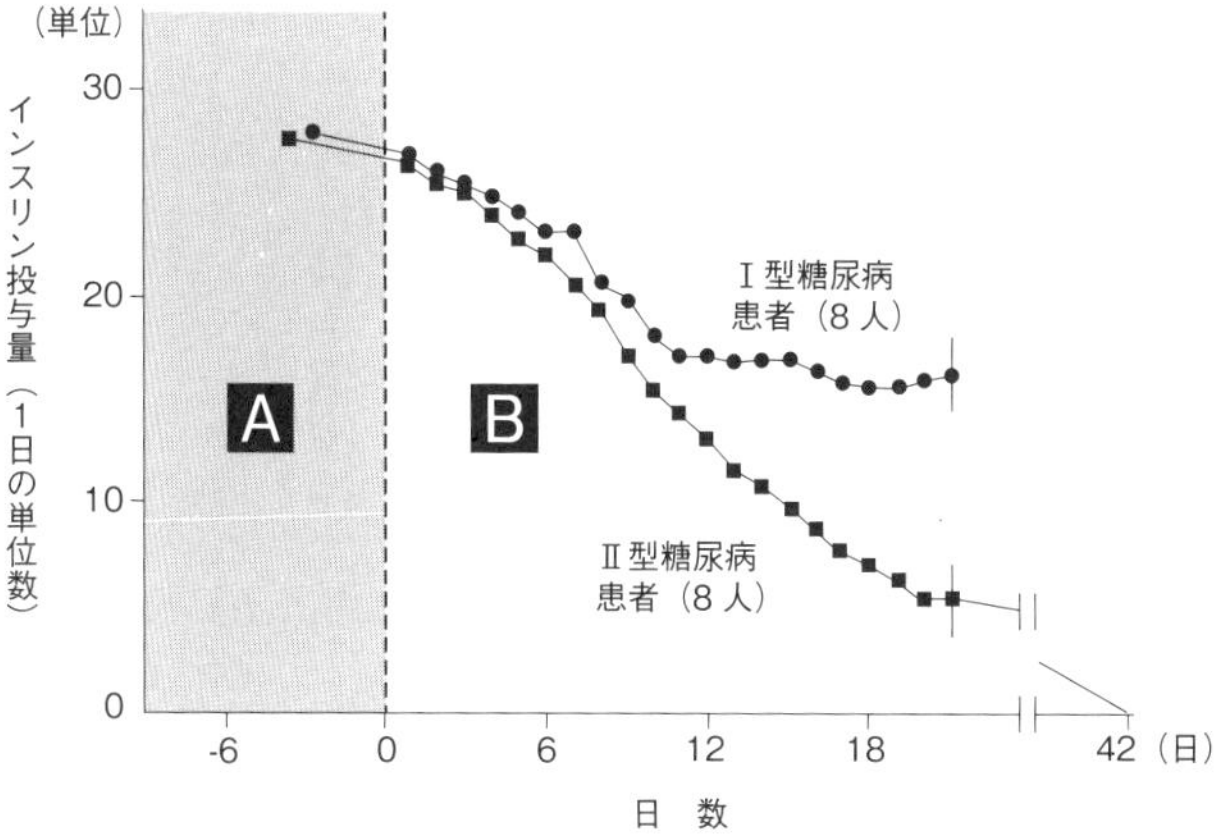


【注】食事内容を変えることによって、いかに糖尿病患者のインスリン投与量を減らすことができるかを示す図です。
米国糖尿病協会が糖尿病患者にすすめる食事を6日間摂らせたあと(A)、高炭水化物・高食物繊維の食事に替えさせたところ、Ⅰ型・Ⅱ型糖尿病患者ともにインスリン投与量が急激に減少しています(B)。
Ⅱ型糖尿病では42日後に、インスリン投与を中止できたことがわかります。

ル教授らが望ましいと考えた糖尿病食に切り替えてもらったのです。

このおもしろい実験の結果を示したのが、上の図です。

「A」の範囲は、控えめな米国風の食事を摂った6日間ですが、糖尿病協会の推奨メニューでも、糖尿病の改善効果はほとんどないことがわかります。インスリン注射の量は、ほとんど減っていません。

この食事内容は、おそらく、カロリー制限をしながら、肉・卵などは一般のアメリカ人と同じように食べたのでしょう。

一方、キャンベル教授らの糖尿病食に切り替えて以降は、「B」の範囲になります。こちらは「植物性食品中心の食事」と説明されており、炭水化物と食物繊維の豊富なメニューです。

AとBを比べると、その差は一目瞭然です。

まず、植物性食品中心の食事にすると、インスリンの投与量は大幅に少なくできることがわかります。一般に、インスリンを何単位注射するかは、血糖値のコントロール状態に応じて調整します。インスリンの投与量を減らせるということは、血糖コントロールがよくなったことを意味するのです。

そして42日後、Ⅱ型糖尿病に限っては、インスリン注射をやめることさえできています。ここからもわかるとおり、食事のカロリー制限だけでは糖尿病はよくなりませんが、何を食べるかしだいでは完治もできるのです。

具体的には、動物性食品を排除し、生野菜をたくさん採り入れた植物中心食にすると、高い治療効果が期待できます。

キャンベル教授らの糖尿病食に占めた生野菜の割合は、はっきりとはわかりません。しかし、私があえて「生野菜」を強調したのには理由があります。

キャンベル教授自身が、自らの本の中で次のように書いているのです。

「ごく単純に言って、動物性食品を植物性で置き換えるほど、より健康になれる。私はいまや純野菜食のヴィーガン食（生食）が理想の食事と考えている。ヴィーガン食、特に低脂肪食は病気のリスクを大幅に減らすのだ」と。

キャンベル教授が理想とする食事は、おそらく、私が推奨している高食物繊維・高酵素食に限りなく近いものだと考えられます。

## あらゆる病気に関係している「細胞便秘」

### 脂肪細胞が分泌しているアディポサイトカイン

さて、Ⅱ型糖尿病の多くはインスリン抵抗性であり、その背景には、中性脂肪で満杯になった脂肪細胞があるということを先述しました。脂肪細胞が増殖し、さらに中性脂肪でパンパンに膨れ上がってしまうと、その細胞質は最悪になります。

脂肪で満杯になった細胞は、性質が変わってしまい、病気を招くホルモンを周囲にまき散らすことがわかってきたのです。

脂肪細胞は、もともとアディポネクチンやレプチンといった善玉のホルモンを分泌しています。そうしたホルモンは、細胞が分泌する物質（サイトカイン）の一種なので、アディポサイトカインと呼ばれています。

アディポとは脂肪のことで、脂肪細胞から出るサイトカインのことをアディポサイトカインというわけです。

そのひとつアディポネクチンには、免疫細胞の一種であるマクロファージが、血管壁にくっつくのを抑制する働きがあります。それは、動脈硬化が進むのを抑えることにつながります。さらに、アディポネクチンは血管を修復したり、血栓ができるのを防いだりもしている血管の守護者です。

レプチンのほうは、食欲を適度に抑え、脂肪の燃焼を促すホルモンです。

そうした働きから、健康な脂肪細胞の出すアディポサイトカインには、糖尿病、高血圧などの生活習慣病を予防する効果も期待されます。

ところが、体がある状態になると、こうしたアディポサイトカインの分泌がどんどん減ってしまうことがわかっています。

それが、肥満です。

## 脂肪細胞が太ると悪玉アディポサイトカインをまき散らす

しかも、脂肪でパンパンになった悪しき脂肪細胞は、体によい働きをするアディポサイトカインを出さなくなるだけでなく、極めて病気になりやすい悪玉のアディポサイトカインを出し始めるのです。

そういう脂肪細胞は、はちきれんばかりに脂肪を満載し、DNAのある核さえもが、細胞の片隅に追いやられた異様な風体をしています。

そういう細胞の出す悪玉アディポサイトカインは、とんでもない悪玉です。これには、TNF−α、PAI−1、アンジオテンシノーゲンなどがあります。

TNF−αは、インスリンを効きにくくする物質で、インスリン抵抗性を高め、糖尿病の発症をうながす張本人に近い存在です。しかも、TNF−αは、条件がそろうと細胞のがん化をうながす性質も持っています。

PAI−1は、たんぱく質分解酵素が、血栓を溶かすのをじゃまします。すると、当然、血栓が形成されやすくなるわけですから、脳の血管が詰まる脳梗塞や、心臓の血管が詰まる心筋梗塞などを起こしやすくなります。

アンジオテンシノーゲンは、高血圧を招くといわれています。このサイトカインは、たんぱく質の一種であるアンジオテンシンの分泌を促します。このアンジオテンシンが、血圧を上げる物質なのです。高血圧の薬に、アンジオテンシン変換酵素阻害薬（ＡＣＥ阻害薬）というタイプがありますが、その薬は、この作用をブロックしようとするものです。

こうした悪玉アディポサイトカインの働きを見ると、まさに善玉アディポサイトカインとは真逆の性質になってしまっています。

脂肪細胞は、太ると極悪に変身するのです。

しかも、これらの悪玉アディポサイトカインは、内臓脂肪の蓄積、すなわち脂肪細胞が太るのにつれて、大量に分泌されるようになっていきます。

肥満するほど糖尿病・高血圧をはじめとする生活習慣病のリスクが増していく大きな理由は、悪玉アディポサイトカインの増加にあるのです。

なお、この肥満した脂肪細胞は、別名「肥満細胞」とも呼ばれるマスト細胞とは異なります。マスト細胞は免疫応答にかかわっている細胞で、アレルギー反応のもとなどになりますが、脂肪細胞とは働きが違います。もともと太っている外見から肥満細胞と呼ばれているだけです。

## 高血圧の治療も間違いだらけ

### 単純な薬を使うと必ず弊害がある

西洋医療では、対症療法的な薬（化学物質）を処方して、目に見える症状だけを抑え、それで「事足れり」とする傾向があります。

糖尿病もまたしかりですが、ほとんどの生活習慣病治療について、まったく同じことが言えるのではないでしょうか。

医者が高血圧や脂質異常症の薬を処方するのは、ただ血圧を下げたり、コレステロール値を下げたりすることだけが目的になっています。しかし、降圧剤やスタチン剤を飲み続けることで、病気が完治したという話は聞きません。

診断と称して病名をつけ、即、症状を抑える薬を処方するのが、医者の間では〝常識〟となっています。患者さんの側も、「プロのやることだから」と医者を頼りきって、疑問を感じる人はあまりいないようです。

しかし、薬がいかに恐ろしいものかを、私たちはあらためて知っておく必要があると思います。

実際のところ、

「将来的に起こるかもしれない脳卒中を予防するため」

「（脳卒中のリスクを高める）動脈硬化の原因になる悪玉コレステロールを減らすため」

そういったもっともな理屈をつけて薬が処方されていますが、その薬が病気をつくる可能性は、あまりにも軽く見られています。

そもそも、人や動物は主に植物を（肉食動物の場合はほかの動物を）食べて生きています。生き物である動植物の組織に、しっくりなじむかたちで溶け込んでいる物質を栄養にしているからです。

ミネラルを摂取するにも、一足飛びに鉱物を食べることはありません。人間の栄養源も、そのほとんどは炭素を含む有機化合物（天然物質）。これが生命の源です。

そういうつくりをしている体に、あまりにも単純な物質を入れてやると、その「異物」を代謝するのに大きな負担がかかります。それが、医薬品の副作用が出る理由のひとつです。

西洋薬は、ほとんどピュアーな合成化学物質なので、人体の恒常性（ホメオスタシス）を大きく失わせてしまうのです。

代謝に負担がかかるということは、私たちの体内で重要な働きをしている酵素を盛大にムダ遣いすることになります。薬は、強力な「酵素阻害剤」なのです。あらゆる代謝に欠かせない酵素の浪費は、老化を早め、さまざまな病気を招くことにつながります。

もっとわかりやすい、具体的な副作用もあります。

ステロイド剤や消炎鎮痛剤が、免役力を低下させることは、よく知られています。

殺菌作用の強い抗生物質には、重い感染症から命を救うという効用もありますが、むやみに使うと、たいせつな腸内の善玉菌まで殺してしまうといった弊害があります。

そうしたものを長く使い続けることは、かえって病気を呼び寄せるようなものなのです。

## 降圧剤は認知症を倍増させる

降圧剤のARBやカルシウム拮抗剤、ACE阻害剤には、それぞれ次のような副作用があります。

①ARB（アンジオテンシンⅡ受容体拮抗薬）……血圧を下げすぎる薬の代表。発疹、便秘、鼻血、脱力感、血中カリウム増加、間質性肺炎、腎不全といった副作用がある。血中カリウムが増えるため、カリウムの多い生野菜やフルーツ

を食べることを禁じられたりすることも多い。そのため、抗酸化性の食物不足からがん化しやすくなるのでは、とも考えられる。また、微小循環が悪化することからも健康をスポイルすることとなる

②カルシウム拮抗剤……やはり血圧が下がりすぎる。歯肉炎、徐脈、ほてり、下肢浮腫、低血圧などの副作用がある

③ACE阻害剤……カリウムが貯まるため生野菜、フルーツを禁止される。痰のからまり、せきなどの副作用が出る

降圧剤の総合的な副作用と、招きやすい余病は次のとおりです。

・脳梗塞が起こりやすくなる
・アルツハイマー病など認知症になりやすい
・活動力が低下して自立しにくくなる
・発がん率が高くなる

降圧剤を使って上の血圧（収縮期血圧）を下げても、下の血圧（拡張期血圧）

がかえって上がるので、このようなひどい副作用が出現するのです。
要は、どんな降圧剤でも脳の血流の勢いをなくします。そのために、このような副作用や余病が出るのです。

「脳梗塞が起こりやすい？」

右の副作用を見て、そういうふうにびっくりした人が多いのではないかと思います。

血圧が高いと脳卒中を起こしやすい。だから、そのリスクを減らすために血圧を下げようというのが降圧剤処方の大義名分です。
しかし、そうやって予防しようとしているのは、栄養状態が悪く、脳卒中といえば脳出血（脳溢血）だった昔のイメージでの脳卒中なのです。現代人は栄養が改善し（しすぎたほどですが）、脳卒中の大半は血管が詰まる脳梗塞です。
市井の臨床医である松本光正氏が、最近、『高血圧はほっとくのが一番』（講談社＋α新書）の中で書いていますが、血圧を下げるというのは、脳の血流の勢いをなくすことですから、血管の〝破れ〟は防げても〝詰まり〟のほうはかえって誘発、悪化させてしまう道理なのです。

松本医師は、東海大学医学部の大櫛陽一名誉教授が、降圧剤による脳梗塞の増加を確認したことも書いています。

大櫛教授の調査は、1999年から2007年までにわたる、福島県郡山市の人たち（4万人）の健康診断のデータを、全国と比較したものだそうです。その結果、驚くべきことに、「降圧剤を飲んでいる人は、飲んでいない人に比べて脳梗塞の発症率が2倍になる」ということがわかったのです。

こういう薬を使っていても、悪いところは決して完治しませんし、そのうちにほかの病気が出てきてしまうわけです。

## 血圧を下げることが高血圧治療なのか

降圧剤が多用されている背景には、もっと腹立たしい医療界の罪があります。

調べれば誰にでもわかることですが、血圧の正常値は、何年にもわたって、たいした根拠もなくどんどん下がってきているのです。

現在、高血圧の診断基準は、上が１４７㎜Ｈｇ以上、または下が84㎜Ｈｇ以上とされています。わが国では、約４０００万人が高血圧なのだそうです。

しかし、高血圧の基準は、昔は「年齢＋90」と言われていました。たとえば70歳の人なら、上の血圧が１６０㎜Ｈｇまではセーフということです。

それが、一律「上１８０、下１００」となったのが１９８７年。それから、年齢に関係なく常に１６０㎜Ｈｇ以上なら降圧剤の処方対象となり、２００４年からは「上１４０、下90」となりました。それが２００８年にまた下げられて、つい最近まで「上１３０、下80」とされていました。

その基準でのわが国の高血圧患者数は、国民のほぼ半数にあたる５５００万人。人間の半数を病人に仕立てるとは、なんともあきれ返る基準です。

しかし、さすがに行き過ぎだということで、血圧の正常値は現在、「上１４７、下84」以下という訳のわからぬ値が正常値となっています。表だって言われてはいませんが、認知症の激増が背景にあるのではないかと、〝暗黙のうちに〟考えられています。

ただし、日本高血圧学会のガイドラインによると、成人の血圧の正常値は、相変わらず上が130㎜Hgかつ下が85㎜Hg以下とされています。

そして、「正常高値血圧」というものがあり、こちらは上が130〜139㎜Hg、または下が85〜89㎜Hgとなっています。

「または」というのは、下が正常値の範囲でも、上が130を超えていれば正常高値血圧に分類するということです。

もはや、開いた口がふさがらない思いです。

高血圧の真因は、動脈硬化であり、動脈硬化を進展させる原因は、糖尿病と同じでライフスタイル、主に食生活にあります。そこにアプローチしないで、生活習慣病の治療などありえません。

薬で検査値を抑えたところで、体質はどこも改善しません。糖尿病、高血圧、肥満をはじめ、どんな生活習慣病でも、根本的に治そうと思ったら、同じひとつの〝正しい食生活〟に行き着くのです。

# 第3章

# あらゆる病気の元凶
# ——糖化と酸化

# 糖化現象の発見と歴史

## メイラード反応として発見された糖化

老化や生活習慣病の原因といえば、活性酸素による「酸化」を思い起こす人が多いのではないかと思います。

私たちの体内では、活動性の極めて高い酸素（活性酸素）がつくられ、侵入してきた細菌を殺したり、酵素の働きを促したりするのにも役立っています。ところが、強いストレスなどで、この活性酸素が増えすぎると、やみくもにたんぱく質や脂質、さらにＤＮＡ（核酸）などに結合し、組織や細胞を劣化させてしまいます。

この現象が、高血圧や糖尿病の合併症につながる動脈硬化など、さらには発がんの大きな原因としてよく知られている「酸化」です。

一方、最近では、老化の原因として「糖化」という現象も、がぜん注目されるようになってきました。

字で書くと似ているので混同しないでほしいのですが、酸化《さんか》は、物質が〝酸素〟と結合することです。それに対して、糖化《とうか》とは、たんぱく質が糖質と結合することを意味しています。わかりやすい例を挙げると、赤血球のヘモグロビンが糖化された割合を示すのがＨｂＡ１ｃ（ヘモグロビンＡ１ｃ）です。

このたんぱく質と糖質の反応が初めて報告されたのは、１９１２年のこと。報告者はフランスの化学者ルイ・カミーユ・マイヤールでした。

マイヤール博士は、たんぱく質と糖質をいっしょに加熱すると、褐色の物質（糖化産物）ができることを発見しました。マイヤールという名前を英語読みにするとメイラード。そこから、たんぱく質と糖質が糖化産物をつくる反応は、「メイラード反応」と呼ばれるようになりました。

食品のメイラード反応は、１５５度に熱したとき最も速く進むようですが、同じ反応は低温の中でもゆっくりと進みます。たんぱく質と糖質がふんだんにある私たちの体内でも、糖化産物はじわじわとつくられています。

すると、その組織を構成しているたんぱく質が変性し、組織の働きを低下させてしまいます。それが、健康上、問題とされる糖化（グリケーション）です。

ブドウ糖がたんぱく質に結合しても、はじめのうちは元に戻ります。しかし、結合をくり返すうちに糖の構造が変わり、最終的に結合が強くなって、離れなくなってしまいます。

こうして変性したたんぱく質は、ＡＧＥまたはＡＧＥｓ（終末糖化産物）と呼ばれます。不可逆性の糖化産物なので、終末糖化産物。アドバンスト・グリケーション・エンドプロダクツという英語の頭文字を取った命名です。

ちなみに、ＡＧＥは単独の糖化を表し、ＡＧＥｓはその複合形ということ。本書では単独のＡＧＥのほうで表現していきます。

## 体内で進み、老化の原因となる糖化

私たちの体内で進む糖化には、外因性の糖化と、内因性の糖化があります。

外因性糖化とは、文字どおり外から入ってくる糖化です。これは、糖化した食品を多く食べることで進みます。

多少ＡＧＥを含む食べ物を摂っても、その多くは排泄されます。しかし、約７％のＡＧＥは体内に蓄積してしまうといいます。つまり、糖化した食品をたくさん食べていると、体内にどんどんＡＧＥが増えていくのです。

一方、内因性糖化というのは、体の中で、糖がたんぱく質に結合してＡＧＥをつくることです。その最大の原因は、高ＧＩの食品を食べて、食後の血糖値を急激に上げることです。血液中に、余分なブドウ糖が多ければ多いほど、たんぱく質にくっつきやすくなるわけです。

糖化は、それこそあらゆる病気を招く原因になります。

たとえば、血管をつくっているたんぱく質が変性すると、血管がもろくなって動脈硬化が進行し、心臓病や脳卒中を招きやすくなります。

また、骨や皮膚の支持組織はコラーゲンが主成分です。このたんぱく質が糖化すると、骨粗鬆症や肌の老化の原因になります。

要するに、たんぱく質が糖化して組織が機能不全を起こせば、どこにどんな病気が起こってもおかしくないわけです。簡単にいえば、糖化は感染症以外のありとあらゆる病気を招くのです。糖化によって起こりうる病気を挙げてみましょう。

・血管の老化（動脈硬化）、心疾患、脳血管疾患、腎臓病、肝臓病
・神経の老化、認知症、パーキンソン病
・骨の老化（骨粗鬆症）
・目の老化（白内障）、耳鼻科の疾患
・組織細胞の老化、がん、壊死、壊疽
・免疫細胞の老化、自己免疫疾患（膠原病）

実は、糖化によってＡＧＥがたくさんできると、体の中では酸化も起こりやすくなります。これについてはまた後述しますが、老化の元凶である糖化と酸化は、ともに深く関わっているということです。

したがって、糖化した食品や高ＧＩの食品を多食して体内で糖化が進むと、同

時に酸化の害にも見舞われることになります。

糖化は必ず酸化をもたらし、ダブルパンチとなるからこそ恐ろしいのです。

活性酸素による酸化は、体の〝サビつき〟ともいわれますが、糖化のほうは、体の〝コゲつき〟にたとえられます。メイラード反応が、ホットケーキなどを焼いたとき褐色のコゲができるのと同じ反応だからです。

ちなみに、私たちの体内では、グリケーションとはまた別の糖化も進んでいます。

食べ物として摂取したでんぷんは、消化酵素の働きで、まず麦芽糖に分解され、さらにブドウ糖に分解されて体内に吸収されます。このように、酵素の働きで、大きな多糖類が小さな糖類に分解されていくことも「糖化」と呼ばれています。

こちらは、メイラード反応とはまったく異なる現象です（英語で言えば「サカリフィケーション」）。

## 病気の原因として注目されだした外因性糖化

糖化食品の弊害が、にわかに注目されだしたのは、２００１年。スウェーデンで、アクリルアミドという物質に関する共同研究の結果が発表されてからです。アクリルアミドとは、神経や肝臓に対する毒性のほか、発がん性が認められている有毒な化学物質です。

１９９７年、トンネル工事にともなうミスで、アクリルアミドが川に流出し、周辺の環境を汚染してしまいました。その影響を調べたスウェーデン政府とストックホルム大学は、興味深い事実に気づきました。

周辺地域を調査した結果、動物よりも人間のほうが、高い濃度で血液中からアクリルアミドが検出されたのです。

しかも、アクリルアミドは、トンネル工事による環境汚染とは関係のない地域の住民からも検出されました。また、喫煙者の血液中からは、タバコを吸わない人よりも多量のアクリルアミドが検出されました。

食品の加熱や燃焼との関係を疑った政府と大学は、１９９８年から、今度は食品中のアクリルアミドを調べ始めました。

その結果、ジャガイモを揚げたチップスやフライドポテトには、蒸したジャガイモとは比べものにならない多量のアクリルアミドが含まれていることがわかりました。

つまり、有害物質アクリルアミドは、調理法によって多量につくられるAGEだったのです。

この発表は世界を驚かせ、欧米の数か国でも調査が行われました。そして、いずれもスウェーデンの報告を追認する結果となったのです。

2007年には、オランダで、アクリルアミドの摂取量が多いほど、発がんリスクが高くなることが報告されました。

この調査では、55～69歳の女性6万2000人から、無作為に2500人を選び、11年間追跡調査しました。その結果、アクリルアミドを多く摂っていた女性に、子宮がん、卵巣がん、乳がんの発症が多かったのです。

食品中のＡＧＥは、現在20種類以上見つかっていますが、病気の原因として最悪のものが、このアクリルアミドです。ほかにも、カルボキシメチルリジン、ペントシジン、クロスリンなどのＡＧＥが病気の原因になります。

現在では、食品の糖化度を評価するＡＧＥ値（単位kU）が普及しています。人の健康に悪影響を及ぼす糖化レベルは、ＡＧＥ値でおおむね１０００kU以上とされ、５００kU以下なら、それほど心配ないとみなされているようです。

食品のＡＧＥ値については、後述します（１１２ページ参照）。

## 糖尿病が最大のリスクとなる内因性糖化

一方、体内で進む糖化も、無視できない病気の要因です。内因性糖化、すなわち体内でのＡＧＥの生成や蓄積に直結する病気が、糖尿病です。

糖尿病にともなう高血糖は、血液中に余分なブドウ糖があふれている状態です。血糖値が高くてブドウ糖が多いほど、体内のたんぱく質に結合して、糖化しやすいことは言うまでもありません。高血糖による糖化の進展こそ、合併症の大きな原因なのです。

先ほど述べたとおり、糖尿病の診断に用いられるヘモグロビンＡ１ｃ（ＨｂＡ１ｃ）も、糖化産物の一種です。

ＨｂＡ１ｃは、赤血球の主な成分であるヘモグロビンというたんぱく質に、血液中のブドウ糖が結合したものです。厳密にいうと、ＡＧＥになる一歩手前の「アマドリ化合物」と呼ばれる物質ですが、糖化した物質には違いありません。

赤血球の寿命は約１２０日なので、糖化したヘモグロビン（ＨｂＡ１ｃ）もそれとともに消失します。しかし、赤血球が半分入れ替わるのにも60日ぐらい（約２ヶ月）かかりますから、ＨｂＡ１ｃには、少なくとも数十日間の血糖値が映し出されています。

そのため、ある時点で血糖値がそれほど高くなくても、ＨｂＡ１ｃを測れば、ふだんの血糖値が高くなっていないかがわかるのです。このＨｂＡ１ｃを抑えておかないと、将来的には危険な合併症を招きやすくなるわけです。

ＨｂＡ１ｃの正常値は6・2％未満で、6・5以上になると糖尿病、７以上になると合併症が進み始めるとされています。合併症とは、言い換えれば、全身の細かい血管の動脈硬化が進んでいるということです。

## なぜ糖化で病気が起こるのか？

### 糖化が招く血液のドロドロ状態

ＡＧＥ値の高い糖化食品を食べたり、高血糖状態を招く高ＧＩ食を食べたりすることぐらい、老化や病気への近道はありません。

その理由は、何といっても血液の状態を悪くするからです。

２０００年ぐらいから、血液サラサラが健康の要だと、さかんに言われるようになりました。では、その反対の「血液ドロドロ」というのはどういう状態を指すのでしょうか。

血糖値、すなわちブドウ糖濃度が高いと、血液の浸透圧は高くなるので、それも一種のドロドロと言えるでしょう。

また、私は常々患者さんの血液を診ているからわかるのですが、病気の人はたいていてい、赤血球どうしがくっついてルロー化（連銭形成）したり、アキャンソサイト（金平糖状）化したりしています。

実は、これが血液のドロドロ状態です。

19〜20世紀に活躍したカナダ人の名医ウイリアム・オスラーは、人の健康に関して素晴らしい言葉を数多く残しましたが、現在も生きている名言に、こういうものがあります。

「人は血管とともに老いる」

「剣よりも多く、人の命を奪うものは暴飲暴食である」

現代でこそ、動脈硬化のメカニズムやそのリスクがわかっていますが、オスラーが、当時すでに血管と食生活の重要性に着目していたのは卓見だったと言えます。

実際、人は美食・過食によって命を縮めます。その大きな理由は、血液をドロドロにしてしまうことです。

すなわち、赤血球がベタベタになり、体のすみずみの毛細血管にまでスムーズに入っていけなくなります。その結果、そこの細胞が酸欠状態に陥って、あらゆる症状、病気が出現するのです。

## 全身の血管系と微小循環

人の血管は、閉鎖した系（循環器系）として、体内をぐるりと循環しています。動脈血は、心臓からまず大動脈に押し出され、その先で次々と枝分かれする血管網を通って、全身にめぐっていきます。そして、全身から細かい血管を通って戻ってくる静脈血が、再び各所で合流し、最終的には2本の大静脈に集まって心臓へ戻ってきます。

心臓に戻った静脈血は、まず肺動脈によって肺に送られ、二酸化炭素と酸素を交換します。そして、肺静脈を通って心臓に戻るときには、酸素を満載した動脈血になっています。

この血管の長さをすべて足すと、10万キロ。つまり地球を2周半もする距離になるというから驚きです。

私たちの体内には、体重の約８％にあたる血液が存在します。体重60kgの人なら、およそ5リットルです。この血液を全身に循環させて、私たちの生命は維持されているのです。

心臓が1回の拍動（脈）を打って送り出す血液の量は、80mlほどです。しかし、休むことなくこれをくり返すので、血液の循環量は膨大なものになります。

1分間で約5・5リットル。これだけで、全身の血液はすっかり入れ替わります。そして、１日では８０００リットル、すなわち8トンの血液を、心臓は全身に送り出しているのです。

心臓から送り出された血液は、全身の血管をめぐって再び心臓に戻ってくるのですが、その循環に要する時間は、なんとたったの40秒～2分だといいます。血液は、全身をものすごいスピードで循環しているのです。

血液は、体のすみずみまで、水分や酸素と、あらゆる栄養素を運びます。また、温かい血液が全身を循環することで、体温も保たれています。一方、細胞の活動から生まれた老廃物の回収や排泄にも、血液循環が関わっています。

10万キロに及ぶ血管のうち、太い動脈・静脈の長さは全体の7％に過ぎず、毛細血管が93％を占めています。体を国土にたとえるなら、血管は道路網です。そのうち大血管は幹線道路であり、毛細血管は生活道路です。

そして、最も細くなったところの毛細血管は「真毛細血管」と名づけられています。その流れを「微小循環」といいます。

血液循環の第一の意義は、生命活動に必要な物質を体中に届けることです。この血液循環がスムーズであるほど、私たちは健康で過ごすことができます。もしも末端の組織に血液が届かなくなったら、そこの細胞は飢餓状態となり、最終的には死んでしまいます。

その事実を踏まえると、健康の秘けつは毛細血管の流れをよくすることに尽きると言っても過言ではありません。

そのために必要なのが、サラサラの血液です。

## 赤血球が円板状の形をしているわけ

血液は、液体である血漿と、そこに浮かぶ赤血球、白血球、血小板などでできています。

そのうち白血球には、顆粒球、リンパ球、マクロファージなど、さまざまな種類があって、体を病気から守る免疫において、重要な役割を果たしています。

しかし、血液の成分の中で、赤血球の役割も負けず劣らず大きなものです。そもそも、生命維持に不可欠な酸素を、全身のあらゆる細胞に届けて回るのが赤血球です。

この赤血球を、大型トラックにたとえると少し違う気がします。むしろ、全国津々浦々の家庭に手紙を運ぶ、郵便配達のバイクのようなイメージが合っています。

郵便屋さんのバイクは、人ひとり通るのがやっとの細い道も駆け抜けて、その先にある家庭まで郵便を届けます。赤血球も同じで、体を折りたたんででも真毛細血管に入って行き、全身の末端まで酸素を届けます。

そして、廃棄物の二酸化炭素をもらって再び流れ戻るという、細胞の生命活動に不可欠な仕事をしているのです。

赤血球が体を折りたたむというのは、たとえではありません。微小循環を形成している真毛細血管は、ごくごく狭い血管（川なら小川）だからです。

たとえば、栄養を吸収する腸絨毛の突起の中にも、網の目のように細かい毛細血管が走っています。このような真毛細血管の太さは、4～5ミクロンほどしかありません。

それに対して、赤血球の長径（長いほうの直径）は7・5ミクロンあります。そのままでは真毛細血管に入っていくことはできません。

そこで赤血球は、球体ではなく円板状で、かつ真中が薄い扁平な形をしています。球形だと真毛細血管に入れないからです。

その特殊な形ゆえに、赤血球は自分の長径よりも狭い血管の中にも〝体〟を折りたたんで入っていけるのです。

## 赤血球が毛細血管に入れないと病気が起こる

赤血球が真毛細血管でできた微小循環まで届く条件は、何といっても、赤血球が一個一個散らばって走行することです。

たとえ病人でも、全身の末端まで血液ぐらい届いているはずだ、と考えるのは、人間の勝手な幻想です。もちろん、一般の人がそう思ってもしかたありませんが、医者の中にも誤解している人が多いから驚きます。

ＬＢＡ（ライブブラッドアナライシス）という、血液分析法があります。少量の生きた血液を、顕微鏡で直接見る診断法です。

私もこれを行っていますが、血液ドロドロとサラサラの違いはよくわかります。よく、血液にサラサラもドロドロもないとか、ＬＢＡはまやかしだという医者がいますが、それは実際にＬＢＡを見たことのない者のたわ言でしかありません。

●写真Ａ

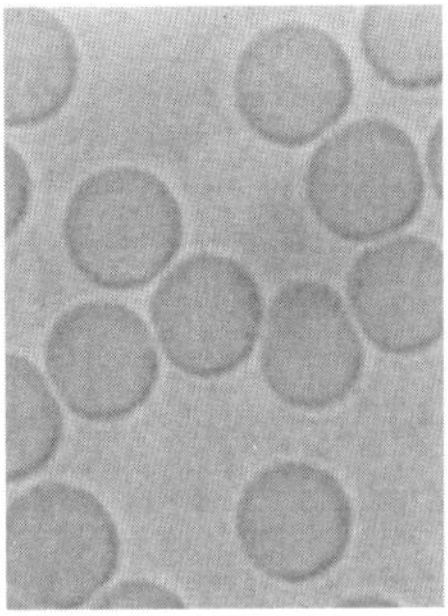

●写真Ｂ

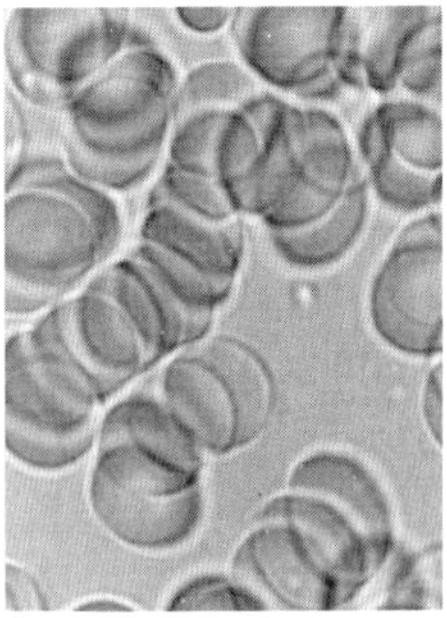

●写真Ｃ

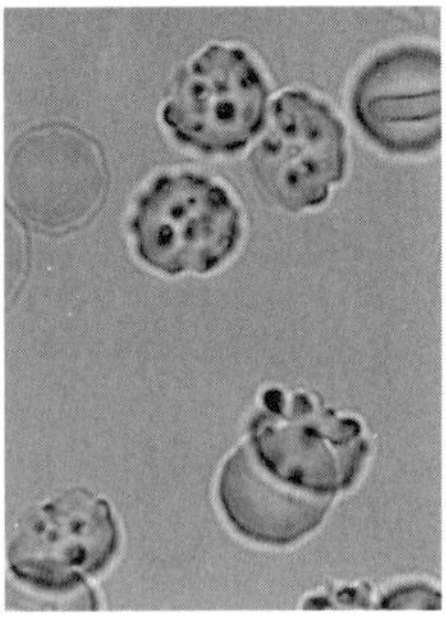

ＬＢＡの写真をお見せしましょう。

写真Ａのように、赤血球がバラバラに見えるのが、俗にいう「血液サラサラ」状態です。

このように血液がサラサラならば、病気も症状も起こりはしません。あらゆる組織や細胞に、じゅうぶん酸素や栄養素が供給されるからです。

しかし、写真ＢやＣのように、赤血球がくっついたり、球状・金平糖状になったりすると、微小循環への酸素の供給がうまくいかなくなります。赤血球が硬直し、動きが悪くなって、真毛細血管まで入っていけなくなるからです。

写真Ｂのように、赤血球がいくつもくっついて走っているものを「ルロー（連銭形成）」といいます。

写真Ｃのように、赤血球が球状になったり、球体にイボのついた金平糖状になったりしたものは、「アキャンソサイト」といいます。金平糖のようになるのは腐敗菌がついているからで、感染の元になります。

ＬＢＡでは、ほかにも「シュガークリスタル」といって、白い糖が映り込む場合もあります。シュガークリスタルは、砂糖を食べたときに出るもので、まさにたんぱく質を糖化させる悪者です。

こういう状態になった血液の流れは悪くなり、赤血球は微小循環に酸素を届けることができなくなります。そうなると、そこの組織や臓器に、酸素不足と飢餓状態（栄養不良）が生じます。

これは、ありとあらゆる病気の原因になります。主なものだけ挙げてみましょう。

・糖尿病、網膜症、腎不全、足の壊疽
・高血圧、狭心症、脳卒中（脳梗塞）
・子宮筋腫

・痔疾、下肢動脈瘤、がん

ルローやアキャンソサイトによって、酸素、栄養、温度が末梢に届かなくなると、そこで生じるのが、疲れ・こり・痛みといった症状と、冷え、そしてあらゆる病気です。

糖尿病と、その合併症は、まさにこれに当てはまります。

同様に、酸素や栄養が末端まで届かなくなるので、体は血圧を上げて血液を送り届けようとします。

そして、甘いもの好きな女性などに、糖化による血液ドロドロ状態がもたらされると、すぐに起こりやすいのが子宮筋腫です。

**赤血球のルロー化はなぜ起こるのか？**

血液中のたくさんの赤血球が、お互いにくっつかないで流れているのは、なぜでしょう。あまり疑問に思うことはないかもしれませんが、考えてみると不思議です。

それは、赤血球の周囲が電気的にマイナスになっていて、お互いに反発し合っているからです。

物質の帯びている電気的バランス（電荷）がプラスとマイナスなら、お互いにひきつけあい、プラス同士、マイナス同士だと反発することは、ご存じのとおりです。

自然界の原子や分子は、プラスの電荷を持つ陽子と、マイナスの電荷を持つ電子の数がつりあって安定しています。ところが、それが水に溶けると、電子を手放した陽イオンと、電子を多くもらった陰イオンに分かれることも、理科の授業で習ったのではないかと思います。

血液中の赤血球はプラスの電荷を持つため、マイナスの電荷を持つイオンが集まってきます。その結果、血球の周囲はマイナスイオンのバリアーを張ったような状態になるのです。これを「ゼータ電位」といいます。

ところが、そこにプラスイオンが入ってくると、ゼータ電位が中和されて、反発力がなくなり、血球同士がくっつき始めます。

そのプラスイオンをもたらすのが、糖化産物なのです。

糖がたんぱく質とくっついたＡＧＥは、プラスイオンを引き寄せ、ゼータ電位のバリアーを無力化し、赤血球のルロー化を起こします。その結果、微小循環の先に酸素不足と栄養失調が生じ、そこが活性酸素だらけになって、ありとあらゆる病気を招くのです。

## 糖化がなぜ活性酸素の増加につながるのか

糖化は必ず酸化をもたらす、と前述しました。その理由を説明しましょう。

まず、糖化したたんぱく質（ＡＧＥ）は、さまざまな酵素と反応して活性酸素をつくります。また、ＡＧＥにもさまざまな種類がありますが、なかには、それ自体が活性酸素と同じように酸化を促すフリーラジカルに分類される物質もあります。

ＡＧＥは、全身のあらゆる場所に蓄積し、組織や細胞を構成しているたんぱく質や脂質と反応を続けます。たとえば、ＡＧＥと結合した血中コレステロールが、過酸化脂質となって動脈硬化を促すといった具合です。

そして、先ほども述べたように、糖化が進むと赤血球のルロー化やアキャンソサイト化が起こり、真毛細血管への血流がそこなわれます。すると、その先の組織の細胞は、酸素不足かつ飢餓状態となります。

低酸素状態に陥った細胞は、血流が回復するまで、酸素に頼らずにエネルギーを生み出すモードに切り替わります。しかし、慢性的に酸欠状態が続けば、しまいには窒息死する細胞も続出するでしょう。組織がズタズタになる炎症状態です。

すると必ず登場するのが、体内の〝掃除屋〟であるマクロファージや好中球です。これらの免疫細胞は、細菌などの外敵や、不要な細胞を処理する際に、強力な活性酸素を発生させます。そのため、そこは活性酸素だらけになるのです。

酸素の届かない組織では、必ず活性酸素が生じるのです。

末梢に血液が届かなくなれば、その先の組織は破綻し、活性酸素の餌食になります。最も毛細血管の細い部位ほど、それが真っ先に起こります。たとえば目の網膜、腎臓、足の先です。

糖尿病の人が最終的に合併症（網膜症、腎症、神経障害など）を起こす理由も、そこにあるのです。

## 糖化を避けるための食事の基本

糖化と、それにともなう酸化を避けるためには、当然、ＡＧＥの多い食品や、ＧＩ値の高い食品を避けるということが大切になります。

逆にいうと、できるだけＡＧＥの少ない食品、ＧＩ値の低い食品を選ぶことが健康につながるということです。

### 高ＡＧＥの食品を避ける

まず、外因性糖化を招く高ＡＧＥ食から見てみましょう。

ＡＧＥは、たんぱく質の多く含まれる食品を焼く、炒める、揚げる（天ぷらやフライにする）といった方法で調理すると、たくさん生成されます。

したがって、同じ食材でも、調理法によってAGEの量は大きく変わります。同じ肉を焼いて食べるのに比べると、ゆでて食べるほうが低AGEになるわけです。

なかでも、調理した肉やその加工食品の糖化度には凄まじいものがあります。

2015年、IARC（国際がん研究機関）が加工肉の発がん性（大腸がん発症リスク）を警告して大騒ぎになりましたが、加工肉（ベーコン、サラミ、ハム、ソー

●食品のAGE値
（100gあたり測定例）

| | |
|---|---|
| ベーコン | 91577kU |
| フランクフルト（焼き） | 11270kU |
| 鶏肉唐揚げ | 9732kU |
| 牛肉ステーキ（グリル） | 7416kU |
| ローストビーフ | 6071kU |
| 牛肉（生） | 707kU |
| 鮭フライ（パン粉付き） | 1498kU |
| 鮭（生） | 528kU |
| プロセスチーズ | 8677kU |
| モッツアレラチーズ | 1677kU |
| ハンバーガー | 5418kU |
| パンケーキ | 2263kU |
| フレンチトースト | 850kU |
| トースト | 107kU |
| フライドポテト | 1522kU |
| ジャガイモ（ゆで） | 17kU |
| 絹ごし豆腐 | 488kU |
| キュウリ（生） | 31kU |
| トマト（生） | 23kU |
| メロン（生） | 20kU |
| ブドウ（生） | 16kU |
| リンゴ（生） | 13kU |
| ニンジン（生） | 10kU |
| バナナ（生） | 9kU |
| キャベツ（生） | 8kU |

セージなど）は、極めてＡＧＥ値が高い食品なのです。

糖化された食品は、ＡＧＥ値で１０００kU以上の摂取がよくないとされています。

肉は、生肉（牛）だと７００kUと、それほどひどく糖化はしていません。

しかし、ハムやウインナーやベーコン、ソーセージ、サラミなどは、１万kU以上ありますから、大変な糖化物質です。ＩＡＲＣが、こうした人工肉を毎日50ｇ食べ続けると発がん率が18％上がると発表したのもうなずけます。

ほかにも避けたいものがあります。

甘いお菓子は、ほぼすべてが、砂糖を使った高ＧＩ食です。それとともに、クッキーやワッフルのような焼き菓子は高ＡＧＥです。

チーズなど乳製品の糖化も見過ごせません。しかし、乳製品については糖化しているかどうか以前に、カゼインというたんぱく質自体に健康をそこねる性質があります。

皮肉なことに、高ＡＧＥ食は、多くの人が「おいしい」と感じるような濃厚で香ばしい味をしています。生活していれば、おつきあいなどで口にしなければならないこともあるでしょうから、たまに食べるぶんには、過剰に心配する必要はありません。

ただし、病気の人は、やはり治るまできっぱり避けておくほうがよいと思います。

あらゆる食品の種類のなかで、最も糖化度が低いのは、「生野菜」と「フルーツ」。これこそ万人にお勧めの低ＡＧＥ食です。

## 調理法はなるべく蒸す、ゆでるなどで

ＡＧＥの増える量は、調理法によって大きく違いがあります。蒸す、ゆでる、煮るという方法なら比較的糖化しません。そこで、同じ食材にさまざまな調理法があるなら、できるだけ焼いたり、炒めたり、揚げたりしないで、蒸したり、ゆでたり、煮たりして食べるのが望ましいのです。

たとえば「しゃぶしゃぶ」。

かつお節、干しシイタケ、昆布と日本酒でダシを取り、沸かした鍋でしゃぶしゃぶをすると、あまり糖化しません。私は、肉だけでなく魚にもよくこの手を使います。

魚の場合、さらによいのは刺身やしめた魚です。お寿司も時にはよいでしょう。もちろん、生の魚は糖化しにくいとはいえ、食べ過ぎれば、やはり動物性たんぱく質の摂り過ぎになるので注意してください。

もし、ステーキをどうしても食べたくなった場合は、生野菜を山ほど食べた後に少量にとどめておけば、健康にさほど悪影響はありません。

そして、ステーキでもあまり糖化させない食べ方があります。それは、レアまたは超レアで焼くことです。半生のステーキは、意外とＡＧＥ値が抑えられます。

また、味付けに関していうと、甘辛い調理法はよくありません。

たとえば、みりんと醤油で焼いたものは、実に旨いものです。しかし、その糖化度はすごいことになってしまいます。

次のような料理は、甘辛い味付けになりがちですから、ご自分の調理法を見直してみてください。

・みりん干しの焼き魚
・ウナギのかば焼き
・牛肉のすき焼き
・焼肉とタレ
・八宝菜や中華丼
・お好み焼きやもんじゃ焼き、たこ焼き
・肉じゃがや酢豚

## 高GI食を避ける

次に、内因性糖化を招く高ＧＩ食です。

たとえば砂糖には、ＡＧＥは含まれていません。しかし、まず間違いなく高血糖を招きます。すると、余分なブドウ糖が体内でたんぱく質に結びつき、どんどんAGEを増やしてしまいます。

高GI食では、急激な高血糖状態を招き、大量のインスリン分泌を促す「インスリンスパイク」も大問題です。

インスリンスパイクは、今度は低血糖を招き、また高GI食が欲しくなるという、一種の高GI中毒のような状態をつくってしまいます。その結果、高血糖と低血糖を繰り返すうちに、糖尿病の発症、悪化にも結び付くのです。


パンやパスタの材料になる小麦粉は、GI値だけをみると、米より非常に高いというわけではありません。しかし、血糖値を急激に上げる高GI食であることに違いありません。

そして最近では、それに加えて、かなり糖化もしている高AGE食であるということがわかってきました。そのため、2010年頃から、健康志向の強い人たちに「グルテンフリー」という言葉が広まってきました。

グルテンというのは、小麦に含まれているたんぱく質です。そこで、グルテンフリーといえば、小麦粉を除いて作った食品ということになります。

現在プロテニス界で最強のチャンピオンであるジョコビッチ選手は、グルテンフリー志向で知られています。世界一のテニスプレーヤーがグルテンフリーということで、ますますグルテンフリーが世の中に広まった観があります。

そうしたことから、小麦でできたもの（パン類、パスタ、うどん、ラーメンなど）は、やはり極力避けたほうがよい食べ物だということがわかります。

もしパンを食べるなら、①全粒粉＋ライ麦のパン、②全粒粉＋ライ麦＋米粉のパンなどのほうが、少しましだとは言えます。もちろん、これとてけっこう糖化しているので、積極的に食べましょうというものではありません。

そして、うどんやラーメンも、強力な糖化食です。

たとえば、「うどん県」をうたう香川県では、全国平均をはるかに上回る割合で糖尿病の患者さんがいらっしゃいます。

また、「支那そば屋」のラーメンで有名だった佐野実さん。この人物に私は好感を持っていましたが、残念ながら63歳という若さで、糖尿病の多臓器不全によって逝ってしまわれました。

炭水化物食として、比較的糖化していないものは「米の飯」です。

しかし、白米だとあまりにも食物繊維が不足しているので、私はかねて米の炊き方を研究して、患者さんたちにアドバイスしてきました。

鶴見式の米の炊き方（最新版）については、巻末に紹介しておきますので、ぜひ活用してください。

**なんといっても野菜とフルーツ**

糖化を促進しにくい食事のポイントとして、「生のものを多く摂る」ということを強調しておきたいと思います。

なんといっても、生のものは、火を加えていないぶんＡＧＥ値が低く、外因性糖化の原因になりません。

たとえば、生野菜はおおむね30kU以下、フルーツはおおむね40kU以下です。

ちなみに、魚の刺身も２００～６００kU、牛の生肉も７００kUぐらいで、焼い

## ●食品のGI値測定例

＊ブドウ糖を100とした場合の血糖上昇率です。

高GI値（70以上）の食品

| | | | | | |
|---|---|---|---|---|---|
| 110 | グラニュー糖 | 89 | せんべい | 80 | チョコレート |
| | 氷砂糖 | | ハチミツ | 78 | つぶ餡 |
| 109 | 上白糖 | 88 | ビーフン | 77 | クッキー |
| 108 | 三温糖 | 86 | キャラメル | | 赤飯 |
| | キャンディ | 85 | もち | 75 | ヤマイモ |
| 99 | 黒砂糖 | | うどん | 73 | インスタントラーメン |
| 95 | あんパン | 84 | 白米 | 71 | マカロニ |
| 93 | 水あめ | 82 | ケーキ | 70 | 胚芽米 |
| | フランスパン | 80 | もち米 | | クラッカー |
| 91 | 食パン | | こしあん | | パン粉 |
| 90 | ジャガイモ | | ドーナツ | | トウモロコシ |

中GI値（56～69）の食品

| | | | | | |
|---|---|---|---|---|---|
| 69 | カステラ | 65 | アイスクリーム | 59 | そば |
| 68 | クロワッサン | | パイナップル | | ぎんなん |
| | そうめん | 64 | サトイモ | 57 | おかゆ |
| 65 | 押し麦 | 63 | 桃缶詰 | | レーズン |
| | 片栗粉 | 62 | パイナップル缶詰 | | ミカン缶詰 |
| | 白玉粉 | 61 | 中華めん（生） | 56 | 玄米 |
| | スパゲッティ | 60 | 栗 | | |
| | 玄米フレーク | | ポテトチップス | | |
| | 長イモ | | スイカ | | |
| | カボチャ | 59 | 五分づき米 | | |
| | ドライバナナ | | ライ麦パン | | |

低GI値（55以下）の食品

| | | | | | |
|---|---|---|---|---|---|
| 55 | 五穀米 | 40 | マグロ・サバ・イカなど | 28 | ピーナッツ |
| | サツマイモ | | アサリ | | シイタケ |
| | バナナ | 39 | リンゴ | | 長ネギ |
| 50 | 全粒粉パン | 35 | キウイ | 27 | アボカド |
| 49 | 赤米 | 32 | 春雨 | 26 | キャベツ |
| 48 | はと麦 | 31 | グレープフルーツ | 25 | ブロッコリー |
| 47 | 玄米がゆ | 30 | 大豆 | | アガベシロップ |
| 46 | 牛肉・豚肉 | | アーモンド | 18 | くるみ |
| 45 | 鶏肉 | | トマト | 17 | 昆布 |
| | ゴボウ | | 卵 | 15 | ホウレンソウ |
| 44 | シジミ | 29 | イチゴ | 12 | 寒天 |

＊野菜は上図の高・中GI食品のほか、ニンジン、切り干し大根などを除くと、ほとんどが低GI値。しかも30以下が多い。また、葉野菜やキノコ、海藻類も30以下ばかりです。
＊アガベシロップのGI値は25です。

たものに比べると、圧倒的に糖化指数が低くなっています。

フルーツに関しては、世の中になんとなく蔓延している大きな誤解もあります。

よく、「フルーツには果糖が多いから、太るし、糖化するからよくない」という話を聞きます。しかし、これ以上の誤解はないと言えるでしょう。

まず、糖化しているかどうかに関しては、113ページの表を見てもらえばわかるとおり、フルーツのAGE値は10～20kUといったところです。

むしろ、最も糖化していない食べ物こそフルーツだと言って過言ではありません。

そして、果糖に対する誤解もあります。

最近、果糖は、糖化を促すというデータが出て悪く言われるようになりました。

しかし、それは、果糖そのものを摂る（飲む）からでしょう。

フルーツは、果糖そのものではありません。

たとえば食物繊維、とくに水溶性食物繊維が多く含まれています。そのおかげで、糖質はゆっくりおだやかに吸収され、高ＧＩ食に見られるようなインスリンスパイクは起こさないのです。

さらにフルーツには、水分が非常に多く含まれています。しかも、その水分がただの水ではありません。ビタミン、ミネラル、ファイトケミカル（植物に含まれるさまざまな抗酸化成分）、そして、何より酵素を満載した水です。

フルーツの成分としてむしろ特筆すべきなのは、高い抗酸化力をもつファイトケミカルなどや、酵素のほうです。活性酸素を退治する物質を、それこそあふれるほど含んでいるのがフルーツなのです。

果糖をフルーツから摂らず、単独で摂ったなら確かに問題です。しかし、「フルーツ＝果糖」ではありません。これだけ優れた食材を勘違いして避けたり、悪く言ったりするのはおそまつ極まりないと思います。

## フルーツにたっぷり含まれる酵素が体を掃除する

生の野菜やフルーツには、酵素がたっぷり含まれています。

なかでも南方産のフルーツには、プロテアーゼという酵素が多く含まれていま す。バナナ、オレンジ、パイナップル、キウイフルーツ、パパイヤ、マンゴーなどです。

プロテアーゼは、たんぱく質を分解する消化酵素です。

たとえば、肉にパイナップルを添えると、肉の消化がよくなります。さらには、ステーキの上にパイナップルを載せておくと、プロテアーゼが力を発揮してステーキを柔らかくしてくれます。

このプロテアーゼを強化したサプリメントを食後に飲むと、消化がよくなり、胃腸に負担がかかりません。しかし、それだけではないのです。

プロテアーゼを摂取したあとに体が楽になるのは、この酵素が陽イオン物質であるAGEを分解してくれるからです。

すでに見てきたとおり、糖化の最大の弊害は、赤血球の周囲を囲んでいるマイナスイオンの層に、AGE（プラスイオン物質）が割り込んできて中和してしまうことにありました。そうなると、マイナスイオン同士の反発で離れていた赤血球同士がくっついてしまいます。

たんぱく質分解酵素であるプロテアーゼは、そのプラスイオン物質となるAGEを分解してくれるのです。その作用で、プロテアーゼは血流を改善し、微小循環（真毛細血管）の先の組織を守ってくれるのです。

なお、私は、長年にわたる研究の末に、独自の酵素サプリメントを完成させました。プロテアーゼ、アミラーゼ（炭水化物分解酵素）リパーゼ（脂質分解酵素）をともに含む、これまでにないサプリメントです。我ながら、この酵素力には満足しています。薬に頼らない私の根本医療では、こうしたサプリメントが力強い武器になるのです。

ちなみに、抗酸化力の高い水素や、腸で短鎖脂肪酸になる水溶性食物繊維のサプリメントを摂っても、同じように血液はサラサラになります。

糖尿病や高血圧の根本治療は、そのように糖化、酸化を防ぎ、治すのと同じことなのです。

| |
|---|
| ⑤焼く・炒める・揚げるには要注意。 |
| →高温で揚げた食品や異性化糖が多用されている食品はNG！ |
| ⑥1日1～2食にする。 |
| →人間は食べれば食べるほど疲れ、糖化し、酸化する。 |
| ⑦よくかんでゆっくり食べる。 |
| →早食いは血糖が急上昇し、過食・肥満のもとになる。 |
| ⑧だらだら食い・間食は控える。 |
| →食後血糖値がいつまでも下がらない。 |
| ⑨寝る3～4時間前からは食べない。食べてすぐに寝ない。23時までに寝る。 |
| →寝る前に空腹を感じたら、抗糖化・抗ストレス作用のあるハーブティーやフルーツを。昼夜の逆転した生活は、体調を著しくそこなうので避ける。 |

こうした食生活の効用をさらに高めるのが「運動」の習慣です。特に、誰にでもできるウォーキング（歩くこと）の効果は絶大。また、自分に合わせてラジオ体操や、鉄棒下がりなどを行っても効果的です。

## ●抗糖化のための食生活の指針

| |
|---|
| **①摂取エネルギーは、炭水化物5：たんぱく質3：脂質2を目安にする。** |
| 主食は「玄米＋雑穀＋海藻＋梅干し」、または「白米＋雑穀＋海藻＋梅干し」。（巻末参照）日本そばも大変よい。<br>※玄米にはミネラルの吸収を阻害するフィチン酸が多く含まれ、普通に炊いた玄米ばかり食べ続けるとミネラル不足を招く可能性があります（たとえば、亜鉛が不足すると味覚異常が起こる）。ただし、玄米を水に浸して12～17時間置くと発芽し、フィチン酸が化学変化を起こし、それを炊くと無害になります。そのため、玄米は発芽させてから炊くことをお勧めしています。<br>※近年、ビフィズス菌がフィチン酸分解酵素（ファイテース）を分泌することが、サンス・ペネーリャ博士らによって報告されています。海藻にはビフィズス菌のエサとなる水溶性食物繊維（アルギン酸など）が含まれ、玄米や雑穀によく合う食材です。 |
| **②食物繊維・微量栄養素が豊富な野菜や海藻を十分に。** |
| 野菜は生中心。漬物、キムチ、納豆も大変よい。→糖質の急上昇を抑えてくれる。 |
| **③抗糖化作用の高い食べ物と抗糖化サプリメントを積極的に摂る。** |
| とくに生野菜とフルーツを多く。→ AGEを分解してくれる。 |
| **④高GI値の食品は控える。清涼飲料も控える。** |
| 最悪は白砂糖やグラニュー糖、メープルシロップ、ハチミツと、それらを使ったお菓子。<br>→栄養面からは低GI食品ばかり摂るのは禁物で、高GI食品も少しならよい。 |

# 根本治療は、糖尿病も高血圧も糖化・酸化対策

## 断食で脂肪細胞の質を高めてやる

糖尿病の改善に断食が有効で、Ⅱ型糖尿病なら完治も期待できることは、前章で説明したとおりです。

これは、実は高血圧にも通じます。断食は、「メスの要らない手術」と言われており、体の中にたまった病気の真因を取り除く手段だからです。

たとえば、高血圧の原因が、劣化した脂肪細胞のまき散らしているアンジオテンシノーゲン（高血圧を誘発する物質）だったとしましょう。

食事をストップすると、いずれ脂肪細胞内の中性脂肪はエネルギーとして消費され、減少していきます。そこで、適切な断食を行って脂肪細胞をダイエットさせると、元の健康な細胞に戻すことが期待できます。

すると正常になった脂肪細胞は、アンジオテンシノーゲンなどの悪玉アディポ

サイトカインの放出をやめ、善玉ホルモンのアディポネクチン（血管修復、血栓予防）などを出すようになります。

こうなればしめたもので、ＡＣＥ阻害剤のような降圧剤は必要ありません。

そもそも、高血圧というものは、見えない動脈硬化の現われです。高血圧を治そうと思ったら、本来は動脈硬化の治療をするべきなのです。

それには、今見てきた抗糖化、抗酸化の食生活が基本になるのです。

## 発酵食品「味噌」のすごい力

日本の食卓は、昔から豊かな発酵食品が支えてきました。漬け物しかり、納豆しかりです。発酵し、善玉菌だらけになっている食品を摂れば、腸内の善玉菌が増えて腸内環境が圧倒的によくなります。

高血圧対策という点から、私が着目したいのは味噌、とくに生味噌です。味噌ほど、多くの優れた薬効成分に恵まれている食品も、そうそうありません。

その成分のうち、代表的なものだけ挙げてみましょう。

・各種のアミノ酸（たんぱく質が分解されたもの）
・イソフラボン（味噌に含まれるものは、糖と分離したアグリコンという形のもの）
・セリルトリプトファン（アミノ酸のトリプトファンが主体のペプチド）
・サポニン（苦みのある抗酸化物質）
・メラノイジン（おもしろいことに、これは糖化産物です）

ペプチドの一種であるセリルトリプトファンは、血圧を下げる効果があることで知られています。

また、サポニンは植物に広く含まれている物質で、抗酸化作用があります。高血圧と関わりの深い動脈硬化、脂質異常症などの改善作用のほか、肝臓の機能をよくする効果などが期待されます。

メラノイジンも食品の糖化によってできる褐色成分ですが、なんとＡＣＥ阻害剤と同じように血圧を上昇させるアンジオテンシンのじゃまをして、血圧を下げる力があるのです。

また、あたかも食物繊維であるかのように、排便を促し、便の量を増やし、有害金属を吸着して排泄するということまでやってのけます。当然、腸の善玉菌を増やす作用もあります。

味噌というと、塩分の摂りすぎを気にする人が多いのではないかと思います。しかし、ナトリウムの摂取は、高血圧の原因としてはごく一部です。実のところ、日本人は平均的に、諸外国の人たちよりかなり塩分を摂っているのですが、その割には血圧は高くないのです。

塩分制限よりも抗糖化、抗酸化、そして発酵食品による体の根っこ直しが、高血圧の根本治療になると考えるべきでしょう。

なお、糖尿病にも高血圧にも極めて有用な栄養素に、体内で「短鎖脂肪酸」というものに変わる水溶性食物繊維があります。それについては、次章で詳しく解説しましょう。

# 第４章

# 水溶性食物繊維《アガベイヌリン》

## 食物繊維のなかでも注目のミネラル吸収アップ成分

### 血糖値の急激な上昇を抑制する水溶性食物繊維

第1章で述べたように、人体を樹木にたとえると、小腸の腸絨毛がすべての栄養を吸収する根っこに当たります。

抗糖化食品であれ、抗酸化食品であれ、栄養素が小腸からしっかり吸収されてこそ働くことができます。また、健康を大きく左右する要素として、大腸内の善玉菌が悪玉菌よりも優勢であることが必要です。

大腸の善玉菌は、小腸で消化できない食品をエサとして、発酵により有用な栄養素をつくってくれます。一方、悪玉菌は、発酵どころか食べ物を腐敗させ、全身の病気のもとになるアミン類を生み出してしまいます。

善玉菌を増やす食品や栄養分として、よく挙げられるのが、発酵食品、オリゴ糖、水溶性食物繊維などです。こうしたものを摂取すると、私たちは見えない大腸の中の善玉菌に加勢していることになります。

私がお勧めする発酵食品は、先ほども挙げた味噌、それからぬか漬け、キムチ、納豆などです。

発酵食品というと、よく乳酸菌を含むヨーグルトやチーズも挙げられますが、これらはお勧めしません。なぜなら、チャイナ・スタディーで毒性を警告されたカゼインを含んでいるからです。ここは、病気の人ほどよく注意してほしい点です。

さて、善玉菌のエサになる栄養素として、ここで取り上げたいのは食物繊維、それも、水溶性の食物繊維です。

水溶性食物繊維は、文字どおり水に溶ける繊維で、小腸では消化されず、大腸に届く頃にはドロドロのゲル状になっています。これが、糖質の吸収をゆるやかにして、急激な食後血糖値の上昇を防いでくれます。

そして、大腸内の善玉菌は、ドロドロの水溶性食物繊維を発酵させ、「短鎖脂肪酸」という素晴らしい恵みをプレゼントしてくれます。

水溶性食物繊維にも、いろいろ種類があります。野菜に最も多く含まれているイヌリン、果物に多く含まれているペクチン、昆布やワカメなどの海藻類に多いアルギン酸、そしてコンニャクイモのグルコマンナンなども水溶性食物繊維です。

腸内フローラ（腸内細菌叢）は多くの常在菌の集まりですが、大腸の善玉菌は主にビフィズス菌であることもよく知られています。大腸内の善玉菌の占有率は、ビフィズス菌が99・9％で、乳酸菌はわずか0・1％とのことです。

乳酸菌は小腸に生息し、乳酸を作り出します。大腸にはビフィズス菌が圧倒的に多く存在し、乳酸や酢酸を作り出しています。酢酸は、悪玉菌の抑制もサポートします。

ビフィズス菌や乳酸菌をいかに体内に取り入れるか、多くの報道や書籍で報告されてきました。通常、そうした善玉菌の中で最も多く育っているのは、イヌリンをエサとするビフィズス菌です。

現在、日本では、人工の水溶性食物繊維である難消化性デキストリンが、健康

●アガベイヌリンと難消化デキストリンによるビフィズス菌の培養結果

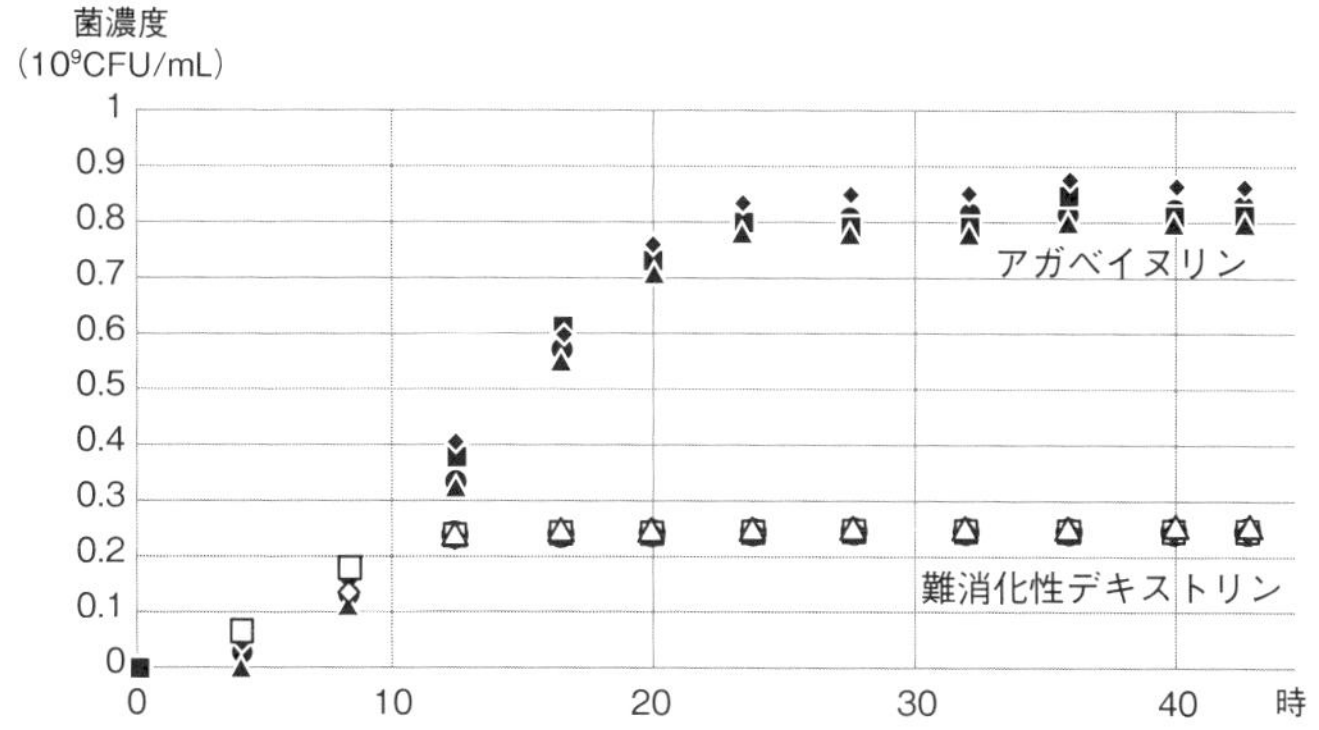


４種類のビフィズス菌（ロンガム、ビフィダム、アドレセンティス、アニマリス）を、アガベイヌリンの培地と、難消化性デキストリンの培地で培養し、時間の経過とともにビフィズス菌の数がどう変わるかを観察した。その結果が上のグラフで、ビフィズス菌は４種類とも、アガベイヌリン培地のほうが順調に育った（グラフ上方の黒い点の並び）。難消化性デキストリン培地では、難消化性デキストリンを加えなかった場合と同じだった（グラフ下方の白い点の並び）。

食品などの原料（食品添加物）として非常に多く用いられています。しかし、天然には存在しないこの人工物は、常在菌のエサになりません。これを消化できる常在菌は、私たちの腸内におそらく育っていないので、続けて摂取していると腸内フローラのバランスを崩すおそれがあります。

小嶋の共同研究者だった小倉哲也博士は、４種類のビフィズス菌を、アガベ由来のイヌリンを入れた培地（培養液）と、難消化性デキストリン入りの培地で培養し、比較しました。すると、4種類とも、アガベイヌリン入りの培地では見事に増殖しましたが、難消化性デキストリンでの培養結果は、比較対象のコントロール（アガベイヌリンも難消化性デキストリンも加えない培地）とすべて同じでした。

4種類のビフィズス菌のうち、ビフィドバクテリア（ロンガム）での実験については、2013年に『神様からの贈り物 アガベ』（小嶋良種・小倉哲也共著、ヘルス研究所）という小冊子ですでに紹介しています。

難消化性デキストリンは「食物繊維不足を補う目的でつくられた」とのことです。トウモロコシなどのでんぷんから作るので、いかにも天然物であるかのように思われていますす。しかし、自然界に存在しないものなので、腸内フローラの常在菌（善玉菌）にとっては栄養にならないのです。したがって、天然の酵素と同様に、天然の食物繊維を摂取することが重要です。

## ミネラルの吸収を高めるアガベイヌリン

イヌリンは、アガベ、ゴボウ、ニンニク、タマネギ、サツマイモや、キク科のチコリなど、野菜に最も多く含まれています。しかし、日本ではなぜか、「キクイモに多い」程度にしか一般に紹介されていないようです。

小嶋は、メキシコに在住していた小倉博士との共同研究で、イヌリンの含有率が飛び抜けて多いアガベから、植物由来のアガベイヌリンを水溶性食物繊維・食品素材のひとつとして開発しました。

アガベという名前は聞き慣れない人が多いかもしれませんが、メキシコの砂漠に育つたくましい植物です。アガベイヌリンの製造に使っている地域ブランドのブルーアガベは、現地のお酒テキーラの原料として世界的によく知られています。

砂漠に育つアガベは、水溶性食物繊維のイヌリンを25～30％も含んでいます。一般的な野菜に含まれる水溶性食物繊維は2～5％ぐらいですから、アガベは水溶性食物繊維の宝庫。メキシコでは「神様からの贈り物」と言われています。

そのブルーアガベから、小倉博士が世界で初めてアガベイヌリンを粉末化しました。その顆粒は、原料のアガベ（粉末）を日本に輸入した後、賦形剤を使わずブルーアガベ１００％で顆粒にした安心・安全な〝メイド・イン・ジャパン〟食品です。

糖の吸収を遅らせたり、善玉菌を増やしたりする水溶性食物繊維の特徴は、種類が違っていても共通です。天然のイヌリンは、アガベ、チコリ、キクイモ、ゴボウなど、野菜の種類に関係なく、大腸で、小腸にはない酵素イヌリナーゼに分解されて善玉菌のエサになります。

ただし、もともと動植物に含まれている有機成分ですから、何に由来するかでも微妙に異なる性質も持っています。アガベイヌリンは、チコリやキクイモのイヌリンとほぼ同じ特性がありますが、そのひとつは、いっしょに摂取したミネラルの吸収をよくするということです。

化学合成薬の弊害として説明したように、ミネラルも、単純な鉱物として摂取すると体に吸収されにくい物質です。そこで、サプリメントにするときは、ミネラル以外の天然物（有機化合物）と結合させた「錯体」という分子にします。

チコリとアガベのイヌリンが、ミネラルの吸収をよくすることは、実験で証明されています。

小嶋も大阪市立大学医学部との共同研究で、アガベイヌリンを摂った人のカルシウムの吸収がよくなることを明らかにしています。アガベイヌリンとチコリイヌリンの違いは溶解度で、アガベイヌリンは、水１グラムに３グラム溶けます。チコリイヌリンの約25倍、水によく溶けるのです。

**体内の「酵素」の働きを万全に近づける！**

今日、ミネラルが不足すると体によくないことは広く認識され、さまざまなミネラル欠乏症が知られています。

たとえば、亜鉛不足が招く症状には、味覚障害や、男性の性機能の低下、免疫力の低下などがあります。特に、亜鉛は汗から排泄されやすく、よく汗をかく運動選手が亜鉛不足となる結果、鉄の吸収が阻害されて貧血になることもよく知られています。また、銅の不足も、貧血や免疫力の低下につながります。

もちろん、そうした欠乏症は、亜鉛や銅をしっかりと補給し、それを吸収すれば解消できるわけです。

なお、亜鉛は皮膚の健康にも欠かせないミネラルで、新しい皮膚の生成に関わっています。また、脳内にも多く存在し、記憶や精神の安定に関与します。赤血球の産生を促す機能もあるので、鉄分とともにしっかり摂取すると貧血の解消に役立ちます。カルシウムの骨への定着も促すことから、骨粗鬆症の改善にも役立ちます。

亜鉛は、ナッツ類や高野豆腐、カキ（柿ではなく牡蠣）などに含まれていますが、なかなか摂りにくい成分でもあり、不足がちですからサプリメントでの摂取もお勧めです。

ここで、亜鉛や銅を少し別の切り口から眺めてみましょう。

ミネラルの中でも、亜鉛や銅には、体内で酵素の材料になるという特徴があるのです。たとえば、細胞内に発生した活性酸素を分解する酵素（ＳＯＤ：スーパーオキシドジスムターゼ）の活性の中心には、銅と亜鉛を含む酵素や、鉄を含む酵素があり、酸化ストレスを減少させる役割を担っています。

第2章で、糖尿病の増えた理由として「酵素の乏しい食事」を挙げていたことを思い出してください。

種類が2万以上もある酵素は、体内であらゆる化学反応に関わっています。しかも、基本的に1つの酵素は1つの化学反応の触媒として作用しています。

体内での代謝は、さまざまな化学変化のリレーで進んでいきますから、特定の酵素が働けなくなっていると、そこで代謝が途切れてしまうことになります。それが、さまざまな症状となって心身に現れるのです。糖尿病や高血圧といえども、その例外ではありません。

実は、およそ2万種類ある酵素のうち、亜鉛や銅などがチャージされたときにしか働けない「金属酵素」は2割ほどもあります。

したがって、ミネラル欠乏症の多くは（少なくとも一部は）、酵素が活性化されないことによって現れる症状なのではないかと私はにらんでいます。

アガベイヌリンを摂取して、亜鉛や銅の吸収効率を高めてやることには、ただ単に水溶性食物繊維の一種を摂る以上の意味があるわけです。

## 低GI食のアガベシロップによる、あるバカげた実験

ところで、アガベからは、低GIのアガベシロップという甘味料もつくられます。メープルシロップと似たような見かけで、味にもとくに癖がなく、同じ量の砂糖よりも甘いのが特徴です。

このアガベシロップは、血糖値を急にハネ上げないことから、糖尿によい甘味料として好んで使われていました。しかし、ある米国の研究機関が行った実験の結果、危険なシロップだとして、ガラリと評価が一変しました。

その実験は、糖尿病患者にアガベシロップを食べてもらい、安全性を確認する目的で行われたものでした。しかし、患者さんのなかに、肝臓の機能が悪化するなどの兆候が見られる人がいたことから、途中で実験は中止されたようです。

そんなことから、アガベ自体のイメージが悪くなってしまうのは、まったく解せないことです。だいたい、安全性の評価を理由にして、糖尿病の患者さんに単純に糖類を摂取させること自体、狂気じみています。

私は、病気の人に限らず、甘いもの自体をお勧めしてはいません。まして糖尿

病の人については、言うまでもありません。

アガベイヌリンという素晴らしい素材があるのに、そうしたおかしな事件の連想から、アガベ自体のイメージが悪化してしまうのは、まったくいい迷惑です。

## 水溶性食物繊維と善玉菌がつくるすごい栄養素

### 短鎖脂肪酸の力が注目されている

最近、腸内環境や、腸内細菌のバランスが注目されています。

人体の根っこはまさに腸ですから、腸が注目されるのは素晴らしいことだと私も思っています。そして、腸の健康について、これからは「短鎖脂肪酸」抜きに語れないだろうと考えています。

短鎖脂肪酸とは、アガベイヌリンなどの水溶性食物繊維が腸で発酵してできる、ものすごい栄養素です。

2015年、NHKスペシャルでも「腸内フローラ解明！驚異の細菌パワー」という番組が放送され、取材班による単行本『やせる！若返る！病気を防ぐ！腸内フローラ10の真実』（主婦と生活社）がよく売れたようです。

その番組や本の中でも、腸内で水溶性食物繊維からつくり出される短鎖脂肪酸の健康効果が取り上げられたらしく、注目されていました。

実は、私も2010年に上梓した『「酵素」がつくる腸免疫力』という本に、短鎖脂肪酸のことをいち早く書いていました。この本は、数ある私の著作のなかでも、非常に画期的な本だったはずですが、どういうわけか最も売れなかったので、残念に思っていました。

そこで今回、もう一度、短鎖脂肪酸の持つすごい力について書いてみたいと思いました。

短鎖脂肪酸も含めて、脂肪酸という栄養素は、炭素（元素記号C）、水素（H）、酸素（O）の3つの原子で形成され、炭素の数やつながり方によって分類されます。

一般に脂質が消化されてできる栄養素ですが、酢に含まれている酢酸なども、短鎖脂肪酸の一種です。

短鎖脂肪酸とは、脂肪酸のうち、炭素数が6以下のものを指します。短鎖脂肪酸は、中鎖脂肪酸（炭素数8〜9）や長鎖脂肪酸（炭素数10以上）と比べて短いため、体内に吸収されるとすぐに液状化します。そのため、粘膜を守っている粘液の多くは、この短鎖脂肪酸が材料となってつくられてきます。

全身の粘液のほとんどが短鎖脂肪酸からできているわけですから、これは大変なことです。なぜなら、涙や唾液から、胃粘液、気管支粘液、膣液まで、短鎖脂肪酸がなければ、枯渇してしまうからです。

もちろん、短鎖脂肪酸が注目されている理由は、それだけではありません。すごい効能効果をたくさん持っているために、その価値がクローズアップされているのです。

## 草食の牛はどうやって大きな体をつくるのか

短鎖脂肪酸が広く注目され始めたのは、それほど昔ではなく、１９９０年以降のことです。しかし、研究自体は１９４０年頃から始まっていたといわれています。

当時の研究は、牛などの反芻《はんすう》動物が対象でした。

牛には、胃が四つもあります。その理由は、人にはまったく消化できない食物繊維を消化するためです。

牛の1番目から3番目までの胃には、酵素はありません。第4胃ではじめて自分の酵素が出てくるのですが、ここに牛の食の秘密がありました。

・牛は、なぜ草だけを食べて、あの筋肉をつくれるのか
・なぜ霜降りの脂肪ができるのか
・なぜ1～3番目の胃に消化酵素が出ないのか

この三点は、長いこと謎でした。

そして、その謎を解いたひとつのカギは、エドワード・ハウエル博士らの酵素

栄養学でした。そして、もうひとつが短鎖脂肪酸の研究だったのです。

牛は草しか食べませんが、その草を消化して、たんぱく質と脂質をしっかり獲得する機能を体に持っています。

四つも胃が存在するということは、そのために大切なことだったのです。最初の三つの胃に酵素が存在しないことにも、意味がありました。すべて牛がエネルギーや筋肉、脂肪を得るために必要なことでした。

最初の三つの部屋には、生まれながらに原虫（単細胞の微生物）が住んでいます。プロトゾアという名のこの原虫は、牛の食べる草が大好物で、牛が食べる草をあてにして、牛の第1胃（ルーメン）に寄生していたのです。

## 牛の消化・吸収はどのように進むか

牛は草を食べ、口で咀嚼した後、ルーメンと呼ばれる第1胃に飲み込みます。そのルーメンでの消化作業は、次の三つによって行われます。

①草自体のもっている酵素

②ルーメンにもともと存在する原虫（プロトゾア）
③草に存在する無数の細菌の出す酵素

このうち①の存在は前から知られていました。といっても酵素栄養学の研究が始まったばかりでしたが、②と③についてはまったく知られていませんでした。

牛のルーメンにいる原虫は、宿主である牛が草を食べるのを待ちかまえていて、咀嚼された草が入ってくると、どんどん消化し始めます。

また、草自体と、そこに無数に存在する細菌からも、酵素が大量に出て草を消化します。草自体の酵素だけでは、それほど消化力は強くありません。しかし、無数の原虫と、細菌由来の酵素によって、消化しにくい草の繊維も消化が進みます。

それらが第2胃になだれ込むと、さらなる消化が進みます。そして第3胃でまたさらなる消化活動が行われます。原虫はそこまでいっしょについていきます。

すると、いったん反芻が行われ、第3胃内のドロドロの草は、原虫とともに口に戻ってきます。それから、また噛んで飲み込む作業をくり返された末に、最後に牛自身の酵素が出る第４胃まで入っていきます。増えに増えた原虫たちは、ここで死ぬことになります。

実は草の中にも、たんぱく質は存在しています。しかし、草食動物以外は、それを消化・吸収することはできません。草食動物は、牛を例にすると、ここで述べたような過程でせっせとそれを消化し、吸収しているのです。

そして、食物繊維が豊富な草は、消化の過程で発酵し、「短鎖脂肪酸」をつくります。つまり、酢酸、酪酸、プロピオン酸などです。

牛は、これらの短鎖脂肪酸を95％以上も吸収し、全身の脂肪や粘液をつくったり、細胞内でエネルギーを生み出すミトコンドリアを活性化したりしています。牛の脂肪やエネルギー源は、大量の短鎖脂肪酸からつくられていたのです。

牛の筋肉は、草に含まれているたんぱく質と、大量の原虫がもとになっています。そして脂肪は、大量につくられる短鎖脂肪酸と、草自体に含まれている脂質です。

牛が草だけを食べて、筋肉質の立派な体をつくる秘密は、四つの胃と、そこにすむ原虫などの酵素力にありました。そして、食物繊維の発酵によって出現する短鎖脂肪酸が、大きな力を生み出すもとだったのです。

こうしたことがわかって、さらに短鎖脂肪酸の研究が進められることになったのです。

## 短鎖脂肪酸と腸内のｐＨ

短鎖脂肪酸とは、酢酸、酪酸、プロピオン酸、カプロン酸、イソ吉草酸、コハク酸、乳酸など。脂肪酸のなかでも低分子のものを指します。

人の場合、不溶性食物繊維は消化できません。しかし、水溶性食物繊維の多くは、腸内の善玉菌によって短鎖脂肪酸に分解されます。

善玉菌を含む腸内細菌たちは、小腸の後半部にあたる回腸から、大腸にかけてすんでいます。私たちの小腸内のｐＨは６・０〜６・８という弱酸性です。これは、小腸ですでに短鎖脂肪酸がつくられているからだと思われます。

短鎖脂肪酸の小腸での働きは、もっぱら殺菌です。ここで短鎖脂肪酸が不足すると起こるのが、次のような病気です。

・胆管炎、胆管がん、胆のう炎、胆のうがん
・膵炎、膵がん
・糖尿病
・リーキーガット症候群（１６２ページ参照）

糖尿病が進むひとつの理由として、短鎖脂肪酸が足りないために膵臓の機能がそこなわれるということもあるのです。

ところで、俳優の川島なお美さんが胆管がんで亡くなったのは、記憶に新しい残念な出来事でした。生前の彼女の活躍や、夫だった鎧塚俊彦氏の献身には敬意を表します。

ただ、ワインが大好きだった彼女の食生活を想像すると、糖化食品の代表であるソーセージやハムを食べることが多かったのではないか、また、甘いものも多く摂っていたのではないかと思われます。

そのような食事内容に偏ると、小腸のｐＨが弱酸性に保てません。小腸内が弱

アルカリ性になり、悪玉菌の繁殖しやすい環境になった結果、胆管炎を生じ、胆管がんになったのではないかとも推察されます。ご冥福を祈りたいと思います。

こういう悲しいケースは、ＡＧＥを極力避け、短鎖脂肪酸や食物繊維を摂って、小腸を弱酸性にしておくことの大切さを教えてくれているのです。そうしないと、腸内細菌のバランスを損ねることになります。

たとえば、梅干し、黒酢、もろみ酢、梅肉エキス、乾燥ショウガの粉などは、小腸のｐＨ維持のために積極的に摂りたい食品です。

## 短鎖脂肪酸は腸の活動を支えるスーパー栄養素

短鎖脂肪酸は、実に多くの働きを持っています。

先ほど見たように、牛などの反芻動物は、胃や腸で草の食物繊維を発酵させ、大量の短鎖脂肪酸を得ています。この大量の短鎖脂肪酸は、吸収後、彼らの霜降りの脂肪となり、全身の細胞膜となり、またエネルギー源となります。

短鎖脂肪酸は、私たち人間にとっても重要な栄養素です。特に、腸の働きをよくするのには欠かせない〝スーパー栄養素〟だということができます。

短鎖脂肪酸がどういう働きをしているか、具体的に挙げていきましょう。

**①腸の粘膜を守り、増殖させる**

短鎖脂肪酸は、人の体内においても、善玉菌による発酵作用で水溶性食物繊維からつくられます。そして、95％以上が大腸から吸収されます。吸収された短鎖脂肪酸は、全身の粘液の材料となり、またエネルギー源としても使われます。

大腸の粘膜を守る粘液も、ほかのあらゆる粘液と同様、短鎖脂肪酸がもとになってつくられます。

さらに、短鎖脂肪酸は、大腸の上皮細胞のうち、粘液を分泌する粘膜細胞を増殖します。もちろん、大腸だけではなく、小腸の粘膜細胞の増殖も盛んにします。

短鎖脂肪酸は、腸の粘膜を守り、増やす栄養素だということができます。

## ②大腸での水分などの吸収を促す

大腸には、水分やナトリウムなどを吸収する役割もあります。

石巻専修大学の学長を務めておられた坂田隆農学博士は、動物実験で、粘膜細胞が増殖した大腸や小腸では吸収能力が増加することを明らかにしています。

短鎖脂肪酸は、大腸の粘膜を保護するとともに、大腸の吸収活動を支えている栄養素だともいうことができます。

食物繊維の摂取が少なかったり、腸内細菌を殺してしまう抗生物質を常用したりすると、腸内での発酵が不十分になり、短鎖脂肪酸ができにくくなります。すると、大腸の上皮細胞がエネルギー不足となり、水分やナトリウムなどの吸収がうまくいかなくなります。

したがって、短鎖脂肪酸不足は、下痢や大腸炎の原因にもなります。

## ③大腸の運動と収縮

大腸は、消化された食べ物が入ってこなくても、トンネル状の空洞として、ある程度、決まった形を維持しています。これは、短鎖脂肪酸が組織を持続的に収縮させているためです。短鎖脂肪酸がないと、腸壁がゆるんで大腸は閉塞を起こしてしまいます。

また、大腸は蠕動《ぜんどう》運動という動きによって、内容物を移動させていきますが、短鎖脂肪酸は、この蠕動運動を促進させます。

先ほど紹介した坂田博士の実験では、動物に短鎖脂肪酸を与えると、蠕動運動が起こることが確認されています。

したがって、便秘は、短鎖脂肪酸や水溶性食物繊維を摂取することで改善します。

**短鎖脂肪酸は粘液となって全身の粘膜を守る**

短鎖脂肪酸は、体じゅうの粘液をつくるもとになります。

このことは、人の健康にとって極めて重要です。全身の粘膜を守っている粘液の産生が、短鎖脂肪酸しだいと言えるからです。

唾液も、涙も、鼻水も、胃液も、気管支や肺胞の粘液も、心嚢液（心臓を包んでいる膜の中を満たしている）も、あらゆる体液の状態に短鎖脂肪酸がかかわっていると考えてよいでしょう。

・腸炎になるか否か。
・胃炎や胃潰瘍になるか否か。
・鼻炎が起こりやすいか否か。
・カゼをひきやすいか否か（肺が弱いか否か）。
・膣炎や子宮炎が起こりやすいか否か。

こういった分かれ目は、腸でスムーズに発酵が行われ、短鎖脂肪酸が豊富につくられ、吸収されているかどうかに強く関係していると思われます。

## つばの出なかったある女性の話

75歳の女性が、最近つばが出にくくなったと、私のクリニックに来院しました。

私は、唾液が出ないのは、短鎖脂肪酸がうまくつくられていないからではないかと考えました。それで、女性に「便秘をしていませんか?」と聞きました。

便秘をすると（2日に1回程度の便通があったとしても）、短鎖脂肪酸がつくられにくいからです。そうすると、唾液も分泌されにくくなります。

案の定、その女性は5日から1週間に1回しかお通じがないと答えました。それでは腸の中は悪玉菌の巣になり、腐敗だらけのはずです。

そこで、イヌリンを主体にした水溶性食物繊維と、酵素のサプリメントをたっぷり摂取してもらいました。この処方なら、そんじょそこらの薬とは比べ物にならないぐらい、大量の便を毎日出してくれるはずです。

果たして2ヶ月後に来院した女性は、便秘も、つばの出にくさもすっかりよくなったと喜んでいました。

このように、腸と全身の状態は深く関わっているのです。

**短鎖脂肪酸は全身の健康に関わっている**

また、短鎖脂肪酸は、ミネラル、とくに亜鉛、鉄、カルシウム、マグネシウム、マンガン、セレニウム、クロムなどの吸収にも重要な役割を果たしています。

短鎖脂肪酸は、胃潰瘍や便秘などを防ぐ因子であり、がんを未然に予防する因子であり、糖尿病を起こさない因子であり、したがって動脈硬化、高血圧、そして脳卒中や心臓病を防ぐ因子でもあります。

したがって、アガベイヌリンに代表される水溶性食物繊維の摂取は、あらゆる病気の最善の予防策になると言えます。

糖尿病（Ⅱ型糖尿病）を正しく治療しようとするなら、必ず断食をともないます。その際にも、次のような短鎖脂肪酸の機能は、体調改善に役立ちます。

**①糖新生の材料となる**

短鎖脂肪酸のうち、主にプロピオン酸は肝臓で糖新生を行います。糖新生とは、糖質が口から入らなくなったとき、脂質やたんぱく質などが肝臓でブドウ糖につくり変えられてエネルギー源になることです。

## ②ブドウ糖に代わるエネルギー源となる

短鎖脂肪酸は全身の細胞に送られ、エネルギーを生み出すミトコンドリアの活性を高めることがわかっています。短鎖脂肪酸は、ケトン体と同じように、それ自体がブドウ糖に代わるエネルギー源になるのです。

ふんだんな食物繊維の摂取と快便は、じゅうぶんな短鎖脂肪酸の確保という意味でも、健康の大本になるポイントです。

便秘をすると、短鎖脂肪酸がつくられず、腸内のｐＨがアルカリ性に傾き、悪玉菌の繁殖が起こります。

善玉菌が発酵作用で短鎖脂肪酸を作るのに対して、悪玉菌は、アンモニアやアミン類を大量に作り出します。すると、小腸、大腸は炎症だらけとなります。

その影響は胃や食道にも及びますし、腸から吸収されたアミン類が全身に回ってさまざまな病気につながります。

## 悪玉菌を減らし、善玉菌を増やすには水溶性食物繊維を

### 腸に穴が開くリーキーガット症候群

先ほど、短鎖脂肪酸の不足は「リーキーガット症候群」を招くと書きました。この病名も最近よく聞きますが、いったいどういう病気なのでしょうか。

リーキーガット症候群の「リーキー」には、漏れるという意味があります。「ガット」は腸管のことです。リーキーガットを簡単にいうと、腸の壁のほころびです。

小腸の壁には、栄養を吸収する腸絨毛があります。その壁がほころび、広がったすき間から、本来なら吸収してはいけないような、大きな分子まで体内に入ってしまうのがリーキーガットです。

テニスのラケットに張る紐のことをガットというのは、あの紐がヒツジなどの腸でできているからです。しかも、リーキーガットをイメージするのに、テニスのラケットは格好のたとえになります。

テニスラケットのガットが正しく張ってあるときには、ピンポン玉ほどの大きさのボールでも、ラケットの面を通りぬけることはありません。しかし、ガットの一部が切れて穴が開いていたら、その穴をピンポン玉が通ってしまうかもしれません。

栄養素を吸収する小腸にこういう漏れが起こると、当然、不都合が生じます。本来なら入ってこない大きな分子が血液の中に入るので、それは免疫に異物と認識され、アレルギー症状を誘発します。リーキーガット症候群にともなって起こる主な病気は次のようなもので、やはりいずれもアレルギー性疾患です。

・クローン病
・アトピー性皮膚炎
・花粉症
・アレルギー性気管支炎
・気管支ぜんそく

さらに、２００６年にブダペストで開催された肥満学会では、リーキーガット症候群がアレルギーばかりか「あらゆる慢性の病気に関係している可能性がある」という発表があり、学会に参加した誰もが仰天したといわれています。

## 悪玉菌が多いと腸が毒だらけになる

正常な腸がリーキーガットになってしまう発端は、小腸の壁に生じる炎症です。栄養を吸収する腸絨毛に覆われた小腸の壁に炎症が生じると、リーキーガット症候群をはじめとするあらゆる健康リスクが生じます。

その発端となる炎症を生じるのが、悪玉菌が増えた結果、食べ物が腐敗して産生するアミン類という毒物です。

悪玉菌が優位な腸では、アンモニア、インドール、スカトール、フェノールなど、悪玉菌が生み出すさまざまなアミン類が生じます。また、アミン類ではありませんが、硫化水素という大変な猛毒も出現します。

腸からアミン類が吸収され、血流に乗って全身に散らばると、活性酸素をつくってさまざまな悪さをすることがわかっています。要は、悪玉菌が増えるほど、腸の病気、そして全身の慢性病、難病につながっていくということです。

アミン類の悪影響は以上のとおりですが、最近になって、悪玉菌自体が活性酸素をまき散らしていることが指摘されるようになりました。腸の炎症を考えるとき、この活性酸素による酸化の影響も見逃せません。

また、悪玉菌が腸の壁を越えて粘膜の中（本当の意味での体内）に侵入すると、白血球の一種である好中球が出動して、その悪玉菌を退治します。このとき好中球が武器にするのも活性酸素です。このような活性酸素は、細菌を殺して体を守るための武器ですが、激戦地での流れ弾のように、自らの組織、細胞を傷つけてしまいます。

悪玉菌が腸に蔓延すると、まったくよくないことばかり起こるのです。

## 悪玉菌の天敵こそアガベイヌリンや水溶性食物繊維

しかし皆さんは、リーキーガット症候群や、アミン類による全身の病気にならない方法をすでに知っているはずです。

そうです。その最善の方法こそ、善玉菌の最高のエサとなる水溶性食物繊維をたくさん摂取することです。

善玉菌と悪玉菌は、どちらかだけで腸を占領することはありません。悪玉菌を完全になくすことはできないし、そうする必要もありません。

健康な人でも、腸内フローラの20％ほどが善玉菌、10％ほどが悪玉菌だといわれています。残りの70％は日和見菌といって、善玉菌が優勢な場合は善玉菌と協調し、悪玉菌が優位な場合は悪玉菌に影響される細菌です。

そこで、善玉菌のほうが悪玉菌より優勢になるように、食事を整えればいいのです。

アガベイヌリンをはじめとする水溶性の食物繊維は、善玉菌のエサになって彼らを増やします。その数が、悪玉菌の2倍になれば健康優良腸です。

そして、アガベイヌリンなどを喜んで食べた、つまり発酵させた善玉菌は、その産物として、腸内環境を圧倒的に改善する短鎖脂肪酸をつくりだしてくれます。

これこそが、牛と原虫の共棲ならぬ、人と腸内細菌の理想的なおつきあいなのです。

とはいえ、あなたが今、病気を抱えているとしたら、その原因と治る順番を、まず考えてみてください。

「どんどん体によいものを摂るぞ」と意気込む前に、まず腸内の悪いものをリセットすることが先決かもしれません。

腸の中が腐敗物質でいっぱいになっているうちに、「体によいから」と新たに食べ物を詰め込んでは、本来腐らないはずのものまで毒になってしまう可能性もあります。

そこで次の章では、病気を根本から治すための心得をまとめてみたいと思います。

# 第５章

# 病気を根本的に防ぎ、治すには

## 調和と因果を無視して健康になることはできない

### 人体にも及ぶ宇宙法則＝「陰陽の調和」

宇宙は間違いなく存在します。

こんなふうに書くと、誰もが「当たり前だろう」と思うに違いありません。しかし、皆さんは本当に宇宙を実感しているでしょうか。

宇宙の姿を知識として知っているだけで、自分の生きている場として実感している人は、あまりいないのではないでしょうか。

心身の働きを含む、人のすべての営みは、宇宙の中にあります。しかし、現代人は科学を信じているわりに、その根本にある宇宙の法則への畏れを忘れています。

では、宇宙の法則とは何でしょうか。

まず言えるのは、この宇宙は調和の中にあるということです。

もしも、この地球が、太陽の周りを安定した軌道で回らず、ころころ方向を変えたりしたら大変です。ほかの惑星と衝突するどころか、そんな世界にはわれわれが生まれ、存在することもありえないでしょう。

宇宙の営みが調和の中にあるからこそ、生命も存在することができます。

この調和というところから導かれるのが、古来、東洋哲学の中心にすえられていた「陰陽の法則」です。

陰はマイナス、陽はプラスと解釈されるため、陰より陽のほうがありがたいとか、優れているとか思うかもしれませんが、実はそういうものではありません。陽だけ、または陰だけでは調和がなくなり、世界は崩壊してしまいます。陰陽は相対的で、補い合っているものだからです。

陽の太陽と陰の地球、陽の地球と陰の月、陽の南極と陰の北極……。こうした陰陽のバランスが、宇宙や自然を運行させ、生命の営みを可能にします。

動植物の雌雄も、人間の男女も、陰陽の関係です。昔からなんとなく女が陰、男が陽とされていますが、これを逆にしても意味は変わりません。

日本では「元始、女性は太陽だった」という言葉もありますから、女が陽、男が陰としたほうが、むしろしっくりくるかもしれません。

人体のしくみも同じことで、活動的な交感神経と、鎮静的な副交感神経のバランスで、健康に生きていくことができます。また、新陳代謝、すなわち排泄と吸収ともバランスが取れていなければなりません。

私たちは、陰陽の法則のなかで生きているのです。

## 健康状態を決める宇宙法則＝「因果律」

もうひとつ重要な宇宙法則があります。

それは、「原因結果の法則」すなわち「因果律」です。

この世の中のどんな出来事にも、必ずそうなった原因があります。つまり、原因が結果を生むという順接の関係です。人の頭の中には、「しかしこうなった」という逆説がありますが、宇宙には逆説にもとづく結果というものはないのです。

惑星はハビタブルゾーン（生物の生存が可能な領域）にあるからこそ、地球のような生命の星になります。

太陽が常にエネルギーを生み出し、地球が一定の軌道を回っているからこそ、季節が巡って、私たちを生かしてくれます。天の恵みの下、作物の種をまいて水や肥料を与えれば、おいしい野菜を収穫できます。

ただし、種をまかずに植物を育てることはできません。まして、水や肥料の代わりに毒を与え続けたら、植物は枯れてしまいます。

そうした因果ですべてが回っていくのが、宇宙（自然）の営みであり、原因のないところには、絶対に結果は出てきません。

人の健康や病気だって、そうなのです。

どんな病気にも、原因は必ず存在します。

ウイルスに感染すればカゼをひく。それは外因のもたらす結果ですが、現代人に多いのは内因性の病気です。

悪い食べ物を食べ続ければ、必ず腸の中で腐敗し、体調が悪くなり、慢性病になっていきます。それが生活習慣病です。

## 宇宙法則を無視した現代の医療

人間は誰でも必ず老化しますし、いつかは死ぬときがきます。この宇宙では、生まれることそのものが、死ぬ原因だからです。

ただ、老いて死ぬのは避けられない因果だとしても、老化や病気の原因を減らせば、長命になり大往生する。これも因果です。

この「因果律」は、「陰陽の法則」と並ぶ、宇宙の大法則です。

しかし、現代医療（西洋医療）は、こうした宇宙法則に完全に背を向けています。

たとえば、現在の医学部で医師の卵たちが教えられていることを要約すると、こういう話になってしまいます。

・細菌やウイルスは薬で殺せ（殺菌主義＝調和の無視）
・悪いところは手術で切れ（手術主義＝調和の無視）
・出てきた結果に対処せよ（対症療法＝因果関係を無視）
・ともかく薬で症状を消せ（薬至上主義＝因果関係を無視）

こんなことでは、治せる病気も治りません。むしろ、かえって悪くなることが多いのではないかと、本気で疑うべきなのです。

もちろん、西洋医学の大きな業績として、古来、人類の脅威だった伝染病をほぼ克服したということは挙げられます。

しかし、なんでもかんでも殺菌しまくれば病気はなくなるのでしょうか。

私たちの身の周りに無数にいる常在菌。これらは、おそらく人類が誕生してからずっと共棲してきた仲間です。ところが最近は、人間が薬を使いすぎた結果、それに合わせて進化した薬剤耐性菌が現われたりしています。

薬至上主義には限界があります。

たとえば、毒性の低いウイルスに感染した患児に、下痢止めを処方して逆に死亡させる事故なども起こっています。体が毒を出す自然の摂理として下痢を起こしたのに、それを無理に止めたから毒にやられてしまったのです。

目先のひとつの原因に過ぎない病原菌だけにとらわれ、根本の原因に目を向けていないからそういうことも起こるのではないでしょうか。

宇宙の法則のなかでも、調和と因果は最も根本的な二大法則です。それに背を向けたままでは、治るものも治らないのは当然だと思われます。

## 心の師に教えられた十字架の意味

私には心の師が二人います。その一人は、故・知花敏彦先生です。

知花先生は、残念ながら2009年にこの世から去られました。在世中はエジプトやヒマラヤでの修行を経て、日本人に宇宙法則を説いておられた、現代の覚者（仏教的にいえばブッダ）の一人です。

私はこの方に出会って、どれほど多くの道理を教えられたか計り知れません。いろいろ薫陶を受けたなかでも、特に「深いなあ」と思ったのは、キリスト教の象徴とされている十字架の真の意味をうかがったときでした。

十字架というものは、イエス・キリストがそれに架けられて亡くなったことにちなむイコンだと思っている人が多いと思います。

しかし知花先生によると、十字架の形には、計り知れないほど深い意味が込められていました。そして、宇宙では深遠なことほど、意外にシンプルなのです。なんと、十字架の横の棒は「陰陽」を示しており、縦の棒は「因果」を示しているのだそうです。そして、「その交わった点こそが神のエネルギーだ」と、知花先生はおっしゃったのです。

人によって、神という言葉の意味は違うでしょうから、そこは「宇宙」のことだと思ってください。つまり、われわれがよく知っている十字架の形は、「陰陽」と「因果」の両方を兼ね備えた大調和、つまり宇宙法則の表現であったというわけです。

この教えには、本当に目が覚まされました。今でも、素朴な十字架の形を眺めていると、そのときの衝撃を思い出します。

ちなみに、もう一人の心の師は小林芳枝先生。現代唯一の覚者と思っています。この方のことも、いつかどこかで書くチャンスがあると思います。

## 二大法則を無視している西洋医療

人間の病気は原因があって起こります。これは当たり前の道理です。

しかし、信じられないことに西洋医学の医療は、「原因を考えてはいけない」という前提で治療を進めるシステムになっています。

私には、強く印象に残っている研修医時代の出来事があります。

医師になりたての頃、私は、自分の大学の教授と話をしていました。するとそれまで笑顔で話をしてくれていた教授が、突然眉をしかめ、そのうち怒り出して、部屋を出ていってしまいました。

「そんなこと聞くな！」と、教授は私を怒鳴りつけていきました。

私はあっけに取られました。そこまで教授を怒らせるようなことを尋ねたつもりはなかったからです。そのとき私が何を聞いたのかといえば、「この病気の原因は何でしょう？」と質問しただけだったのです。

医学部の教授に病気の原因を聞くことは、そんなに相手を怒らせることなのでしょうか？　実は、いまだに不思議でしかたありません。

私の感覚がずれているのか、医者の常識が世間とずれているのか。そのへんは、この際、わきに置いておきましょう。

しかし、このときほどひどくはないものの、その後も何度か似たようなことがあって、さすがの私も、大学病院の中で病気の原因を問うことはあきらめてしまいました。

西洋医療の世界では「病気の原因を聞くことはタブー」なのだ。ずっと昔の若い頃に、私はそのことを知りました。

## ある眼鏡店と眼科での話

それは昔の話で、今では西洋医療も変わっているのではないか。そういう期待はむなしい幻想です。

最近も、こんなことがありました。

私はいま60代ですが、メガネをかけていません。そろそろメガネが必要かもしれないと思ったことがあり、眼鏡店に行きました。

すると、検眼してくれた店員に「まだメガネは不要です」と言われました。

「やはり自分は食事内容がよいし、目によいサプリメントも飲んでいるからなあ」と自信を深めたことでした。

しかし、そのあとに驚いたことがありました。

その眼鏡店で、「とりあえず眼科医に診てもらってください」と紹介されたので、いやいやながら眼科に行ったのです。

そこの男性の眼科医は、私の眼を診ると、「ああ、大丈夫だね。何ヶ月か後にまた来てください」と言います。

(なぜ悪くもないのにまた来なければいけないのか)と、少しむっとしました。

私は眼科医ではありませんが、白内障でも網膜症でも、原因を突き詰めて治す自信があります。

我ながら少し意地が悪いとは思いましたが、彼に尋ねてみました。

「先生、白内障の原因って何なのですか?」

私自身は白内障の原因も承知していますが、マニュアル医療に染まった医者には答えられないのではないかと、あえて聞いてみたくなったのです。

すると案の定、その眼科医はみるみる赤面し、こう言いました。

「そんなことを聞くものではありませんよ。なったものを治す、それが医療です」

そこで議論をしてもしかたありませんから、私は早々に退散してきました。

ですが、40年前も今も、まったく変わっていない西洋医療の体質に、改めてため息をついたことでした。

## 固定観念でがんじがらめの医師たち

真の原因を知って、それを解消するように生活すれば、白内障などもなくなります。しかし、決してそれをやらないのが、現在の医療です。

原因を取り除かないで、いったい何が治せるというのでしょうか。

どうしてそれをやらないのか、というと、まさに固定観念にとらわれているからです。

先ほどの眼科医の言葉にも、かつての私の大学の教授の言葉にも、典型的な西洋医療家の考え方が表われています。

西洋医療家の多くは、対症療法、すなわち目先の対処で済ませるやり方を、少しも悪いものだと思っていません。要は、頭の中が医学部の中でできた固定観念でがんじがらめになっているのです。

彼らの多くは、「もっと優れたやり方（たとえば正しい食事指導）があるのでは？」などと、思ったこともないようです。うがった見方をすれば、ほかのやり方を知ろうとするのを阻む、強いプライドがあるのかもしれません。

それにしても、「なったものを治すのが医療」という考え方はどうなのでしょうか。

私は、白内障、というより慢性病にならないように努力しています。そのおかげで、白内障もその他の病気もいっさいありません。

「なったものを治す」という発想は、もう古いのです。

# ファスティングこそ健康維持・病気治しの切り札

## よいものを入れるより悪いものを出すのが先

ファスティングとは何のことでしょう?

それは、糖尿病に対する最高の治療法として紹介した「断食」のことです。

英語のファストには、「速い」という形容詞としての意味もありますが、名詞は「断食」という意味。私に言わせれば、こっちのほうが大事です。朝食はブレックファーストといいますが、もとの意味はブレイク・ファストで「断食を破る」ということを意味します。

本格的なファスティング、すなわち断食を行うとなると、水だけしか飲まずに、何日も過ごすことになります。

最近では、俳優の榎木孝明さんが、そういう本格的な断食をやって話題になりました。彼は、水しか飲まずに1ヶ月がんばりました。

体に何か異変が起こってはいけないということで、入院しながら断食し、ときどき採血をして異常がないかフォローしてもらったといいます。しかし、検査値は異常が出るどころか、すべて最高によいデータだったそうです。

そして、体調がすこぶるよくなったと、榎木さんは報告しています。すこぶるよくなった体調のなかでも、最も違ったのは大便の質と量だそうです。断食中の便は、まるでくさくはなく、何すじもの便が、紙で拭く必要もないぐらいスムーズに出たといいます。

水しか飲まず、何も食べていないのにです。

しかし、断食の何たるかを知っている人なら、その理由が簡単にわかるはずです。

「快便」は、食事や睡眠と並んで健康のバロメーターとされているわりには、優先順位が下に置かれています。しかし、本来はいちばん初めに来るべきです。

私たちは、普通に生活していると、体の中にけっこう余分なものをため込んでいるのです。飢えに襲われないかぎりは出番のない脂肪も蓄えていますし、排泄されていない老廃物、重金属もあります。

そういう体の中に、毎日たくさんの食べ物を詰め込んでいるのが、私たちの日常です。その食事をいったんストップしても、体調が悪くなるということはありません。

むしろ、要らないもの、悪いものがどんどん出てきて体調はよくなり、病気をしていたなら、それが改善します。

榎木さんの例は、特別なわけではなく、人の体はそのようにできているのです。

現代人は、とかくよいものを体に入れる（食べる）ほうにばかり目を奪われて、悪いものを出す（排泄する）ことの重要性を忘れています。宇宙の法則から見ても、「入る」と「出る」のバランスが取れてこそ、健康なのです。

自然は、本来そのようにできています。

だから私たちは、空気を吸うときには、まず息を吐いています。

ストレスで過呼吸を起こしたとき、怖がらずに息を吐くほうに集中すると、症状が鎮まりやすいのはご存じでしょうか。呼吸の「呼」は吐く息、「吸」は吸う息のことです。出すほうが先なのです。

体をひとつの器と考えれば、それも当然で、中の古いものを出して、それから、新しいものを入れるのが道理だとわかります。よい栄養素を体に入れて、本当に意味が出てくるのは、悪いものをすっかり出してからなのです。

## 治療の柱はテーラーメイドのファスティング

私の治療でも、ファスティングを特別に重視しています。

誤解がないように補足すると、病気が治るまで完全な断食を強いるということではありません。厳密にいうと「高栄養の少食療法」であり、短い断食と、順を追った半断食を組み合わせて、病気の原因となっている毒を出していきます。

一般に、軽い食事を本当に少量ずつ摂りながら何日か生活することを「半断食」といいます。「ジュースだけ」とか「玄米スープだけ」というのは、本当の意味でのファスティングではありません。

健康なときならそれでもいいのでしょうが、病気のときには、最悪の状態にある腸の状態をよくしたり、抗酸化作用のある成分で活性酸素の害を摂り除いたりすることも目的にする必要があります。

その意味で摂ってもらうのが、ファイバー（食物繊維）であり、梅干しや味噌であり、水素のような抗酸化物質であり、酵素なのです。

そういう意味で私の勧めるファスティングは「高栄養」の部分もあります。もちろん、たくさん食べるという意味ではありません。

ファスティングのプログラムは、一律のメニューを薬のように処方するのではなく、患者さんの病気や状態によって変えています。悪いときには悪いときの、回復期には回復期のメニューがあります。

そして、ファスティング中の、ゆるい半断食の期間には、巻末に紹介する、鶴見式で炊いた玄米が主食となります。これは健康的なだけでなく実に旨いので、病人だけに食べさせるのはもったいないぐらいです。

断食や半断食を上手にやると、ほとんどの病気はよくなります。何も糖尿病だけの専売特許ではありません。

なぜ断食や半断食をうまく取り入れると体調がよくなるのかといえば、一にも二にも、細胞からきれいになるからです。

どんな慢性病も、糖尿病の人の脂肪細胞のように、細胞が便秘状態になっているのが大きな原因です。その病的な細胞を元気にする唯一の方法がファスティングなのです。

## あらゆる病気に「細胞便秘」が関係している

いま、細胞の便秘状態と書きましたが、現代アメリカで生まれたナチュラルハイジーンでは、糖尿病の人に見られるような病的な細胞の状態を「細胞便秘」と呼んでいます。

腸内環境の悪化などがあって全身の代謝が悪いとき、老廃物が出ていかない細胞の中が汚れたような状態になってしまうことです。

ちなみに、ナチュラルハイジーンは、自然の法則にのっとって健康な生活を送ることで健康をかちとろうとするムーブメントです。やはりアメリカ生まれの酵素医学とともに、鶴見式医療は、ナチュラルハイジーンの理念に負っている部分もあります。

これがどういう状態を生むか、悪い脂肪細胞の状態を思い出してください。最悪の状態になった脂肪細胞には、尋常ではないほどぎっしりと脂肪が詰まっています。ぶざまに膨れ上がった細胞内は、中性脂肪の球体がほとんどを占め、本来の細胞質はその周縁に、核は片隅に追いやられています。新しく取り込まれた中性脂肪も、はじめは細胞質の中でしずくをつくったあと、中心の塊に同化していきます。

体内にブドウ糖があるかぎり、脂肪が優先的に使われることはありません。そのため、普通に食べているあいだは、この脂肪はいつまでも出ていきません。

これが、脂肪細胞の便秘だといえます。

便秘状態の脂肪細胞は、糖尿病や動脈硬化を防ぐ善玉サイトカインを分泌しなくなり、その反対の作用をする悪玉サイトカインをまき散らすようになります。

美食や過食、インスリン注射は、便秘して毒をまき散らしているこの細胞に、さらに脂肪を詰め込んでやるのに等しい愚行といえます。

## ファスティングは代謝をよくする

お気づきの人もいるかもしれませんが、ファスティングは全身の新陳代謝をよくします。その結果が、細胞の中の掃除であり、快便なのです。

これはなぜかというと、体内で進むさまざまな化学反応（代謝）にかかわっている代謝酵素の産生や活動がスムーズになるからです。

私たちの体内にある酵素と、酵素産生能力は限られています。

ふだん過食によって消化酵素の産生に追われていた体が、「消化は必要ない」状態になると、そのぶん代謝に集中できるようになります。


さらに、ファスティングをして、甘いものや動物性食品の摂取を止めてやれば、腸内で進んでいた悪玉菌による腐敗も、やがてやみます。

するとと、全身の組織に毒をまき散らしていたアミン類の産生もストップし、毒素を代謝するために余分な酵素やエネルギーを使わなくてもよくなります。

20世紀、私たち人類は、肉、卵、乳製品、油脂、甘いものなどを、あまりにも食べすぎるようになりました。糖尿病や高血圧は、まさに飽食となったために急増した「食源病」なのです。

さらに、がんをはじめとする難病や、膠原病、アレルギー性疾患、神経疾患などなども、その多くは、19世紀まで世界中でそれほど見られなかったものばかりです。

その理由は食事にあり、細胞の質を悪くしていることが多くの病気に共通する特徴であると思われます。

そして、そうした病気を原因から治そうとせず、かえって悪化させている医療は、多くの「医原病」をも生んでいます。

あなたが糖尿病（Ⅱ型糖尿病）だったとして、そして、もしもインスリンをやめて断食をするなどと言ったら、ほとんどの医者が「とんでもない」と言うでしょう。

そのときには、もう一度考えてみてください。

あなたが正しいと思うことをしようとしているのに、それを止めるだけの深い考えを、目の前の医師が持っているのかどうかを……。

# おわりに

ようやく腸が重視されるようになってきました。マスメディアでも、腸は全身で最大の免疫器官だとか、第二の脳だとか言われています。

もちろん正しいのですが、私に言わせれば、どちらも当たり前の話です。

地球に最初に現れた動物には、脳も手足もありませんでした。進化の結果、腸の一部から脳ができたのです。その事実から考えても、腸こそが生命力の根源だという道理に行き着きます。

本文で述べたように、腸は体の根っこであり、健康の大本です。

ここで覚えておきたいことのひとつは、「食物繊維」という栄養素の大切さです。

腸内細菌については、ほかの本でも解説されているので、あえて多くは語りませんでした。そのぶん、野菜や果物に多い「水溶性食物繊維」が善玉菌を元気にすることや、その繊維が善玉菌の働きによって「短鎖脂肪酸」というすごい栄養素に変わるということを、強調しておいたつもりです。

善玉菌が優勢の健康な腸になっているかどうか、そのバロメーターは毎日の便です。健康な腸では、黄色っぽい色の便がつくられます。これは、善玉菌が短鎖脂肪酸をつくって腸内を弱酸性にしている証拠です。

逆に、悪玉菌がアミン類をつくっていると、便は黒っぽくなります。腸の中がアルカリ性に傾くことで、便に含まれている胆汁の成分ビリルビンが茶褐色になるからです。

色のほかにも、便の形や量が健康のバロメーターになります。太くて、長くて、水に浮くような便が、1日にバナナ3本分ぐらい（昨今の一般的な人の倍ぐらい）出るのが理想的です。便の量も、食物繊維が足りているかの目安になります。

食物繊維の摂取が多い国や地域ほど、大腸がんも虫垂炎(盲腸)も痔も減ります。そして、食物繊維の摂取を増やすほど、あらゆる生活習慣病と無縁になります。

腸がよければ、全身の調子がよくなる。それが、ひとつの真理だといえます。

食物繊維というものは、複合炭水化物の一種です。人間の健康にとって、この複合炭水化物ほど重要なものはありません。

最近になって、ケトン体療法が流行っています。ケトン体そのものは大変よいもので、私も近々これに関して本を書くつもりです。しかし、ケトン体療法の一環として、「MEC療法」なるものを推奨している医師がいると聞きました。肉(ミート=M)と卵(エッグ=E)とチーズ(C)だけを食べるのだそうです。

私は、これには大反対です。MECでケトン体は出るかもしれませんが、それでは食物繊維と、抗酸化作用のある栄養素(ビタミン、ミネラル、ファイトケミカル)がまったく摂れないからです。それでは病気になることは避けられません。

実際、MEC療法をやって「糖尿病は治ったが、がんになった」と来院する患者さんがいらっしゃいます。食物繊維、つまり複合食物繊維の摂取ほど重要なことはないのです。

もうひとつ覚えておきたいのは、病気は、ある一ヶ所だけの故障ではないということです。

たとえば、がんはできたところだけが悪いのではありません。全身の細胞の質が悪くなり、その一部ががん細胞になったと考えるべきものです。

糖尿病や高血圧も同じことです。糖化や酸化によって、全身の組織がダメージを受けており、その結果出てきた病気が、たまたま糖尿病や高血圧だったのです。生活習慣病や難病を抱えている人、とくに肥満傾向の人は、やはり全身の細胞の質が悪くなっていると考えるべきでしょう。

それゆえ、生活習慣病の根本治療は何よりも「細胞便秘」を解消することであり、そのための唯一の方法が、断食や半断食だということになります。そして、抗糖化・抗酸化を心がけながら質のよい栄養素を摂ることが病気を避ける最大の秘けつなのです。

二〇一六年七月

鶴見隆史

## 「最新・鶴見式発芽玄米の炊き方」

| | | |
|---|---|---|
| A | 玄米 | 1～2合 |
| B | 十穀米 | 小さじ2～3杯 |
| | 昆布 | 1枚（細かく切ったもの） |
| | 干しシイタケ | 1個（細かく切ったもの） |
| | 粉寒天 | 1～2g |
| | 棒寒天 | 1～2g |
| | 干しヒジキ | 少々 |
| | 干しキクラゲ | 少々 |
| | 梅干し | 1～2個（大きな種は入れない！） |
| | ゴボウささがき | 少々 |
| | 良質の自然塩 | 4～5ふり |
| | 備長炭（これは食べない） | |

①まず玄米だけを鍋に入れ、たっぷりの水に17時間浸す（玄米が発芽してフィチン酸の毒が消える）。17時間たったら水は捨てる。
②その玄米に適量の水を入れ、そこにBを全部加える。それからさらに4～13時間浸水した後に炊く。

＊炊く道具は圧力釜を避けて、土鍋にガス、または圧力のかからない炊飯ジャーにしてください。

＊備長炭は6ヶ月に1日、天日で干すと半永久的に使えます。

＊鶴見クリニックの患者さんには、抗酸化力を高めるため、塩こうじ大さじ1と、適量の水素イオン液を入れることも勧めています。

玄米でなく白米、胚芽米、5分づき・8分づき米などを炊く場合は、すぐ炊いてもけっこうです。下に分量の目安を示します。

白米、胚芽米など1～2合につき

| | |
|---|---|
| 十穀米 | 小さじ2～3杯 |
| 昆布 | 1枚（細かく切ったもの） |
| 干しシイタケ | 1個（細かく切ったもの） |
| 粉寒天 | 2～6g |
| 棒寒天 | 2～6g |
| 干しヒジキ | 少々 |
| 干しキクラゲ | 少々 |
| 梅干し | 1～2個（大きな種は入れない！） |
| ゴボウささがき | 少々 |
| 良質の自然塩 | 4～5ふり |
| 備長炭（この場合も食べない） | |

# 糖尿病 高血圧 肥満はこれで撃退！
## 水溶性食物繊維とアガベの真価

---

2016年10月1日　初版第一刷発行

著　者　鶴見 隆史・小嶋 良種
発行人　佐藤 裕介
編集人　冨永 彩花
発行所　株式会社 悠光堂
〒104-0045
東京都中央区築地6-4-5
シティスクエア築地1103
TEL：03-6264-0523　FAX：03-6264-0524
htt://youkoodoo.co.jp/
制作協力　有限会社トビアス
デザイン　庄司朋子（トビアス）
印刷・製本　明和印刷株式会社



---

ISBN978-4-906873-79-1　C0077